抗菌薬について内心疑問に思っていること Q&A

編集●大曲貴夫

羊土社
YODOSHA

謹告
　本書に記載されている診断法・治療法に関しては，発行時点における最新の情報に基づき，正確を期するよう，著者ならびに出版社はそれぞれ最善の努力を払っております．しかし，医学，医療の進歩により，記載された内容が正確かつ完全ではなくなる場合もございます．
　したがって，実際の診断法・治療法で，熟知していない，あるいは汎用されていない新薬をはじめとする医薬品の使用，検査の実施および判読にあたっては，まず医薬品添付文書や機器および試薬の説明書で確認され，また診療技術に関しては十分考慮されたうえで，常に細心の注意を払われるようお願いいたします．
　本書記載の診断法・治療法・医薬品・検査法・疾患への適応などが，その後の医学研究ならびに医療の進歩により本書発行後に変更された場合，その診断法・治療法・医薬品・検査法・疾患への適応などによる不測の事故に対して，著者ならびに出版社はその責を負いかねますのでご了承ください．

序

　感染症診療の勉強，なかでも抗菌薬の勉強は，いつの時代も医学生・研修医にとっては悩みの種です．抗菌薬を扱っている書籍はたくさんあるはずなのですが，どうもみなさん苦手意識をもってしまうようです．

　なぜでしょうか？

　それは，抗菌薬の構造・対象となる微生物・用法用量・対象となる疾患…と整理して学んでいっても，その知識を臨床の現場で生かすのが難しいからです．もう一つ問題となるのは，「臨床の現場では教科書には答えが書かれていないような問題が驚くほど多くある」ということです．多くは臨床上の判断，例えば診断・治療・経過観察・副作用発生時の対応…などですが，こうした臨床の現場で日々湧き起こってくる素朴な疑問は，本人にとっては深刻な問題なのに，答えが得られにくいのです．
　これはなかなか根深い問題です．
　そこで本書では，抗菌薬治療に関連して臨床の現場で日々湧き起こってくる素朴な疑問を丸ごととりあげることにしました．現場で起こる疑問には，現場の第一線の先生方に答えていただくのが一番です．そこで，今現在感染症の診療と医師・医学生教育に関わっている若手感染症医の方々にご執筆いただきました．彼らもそれほど遠くない昔には医学生であり研修医でもありました．自分たちがぶつかった疑問は，後輩医師たちにとっても大きな障壁となることを彼らはよく知っています．そして自分たちの実践のなかで，科学的知見を基礎としつつもそれを現場のあり方に的確にあてはめることによって，こうした疑問を解決しています．そして最も重要なことですが，現場の医師としての瑞々しい感性をもっています．回答者としてこれほどふさわしい方々はいないでしょう．

執筆者の方々の努力の結果として，本書では感染症診療における考えかたを非常に豊かに表現し伝えることが可能となりました．「感染症の診療＝抗菌薬の選択」と非常に薄いとらえられ方をすることがありますが，決してそうではないことがわかっていただけるはずです．

　本書を読むことで，抗菌薬治療はそれだけが切り離されて存在するのではなく，感染症診療の一連の流れからとらえるべきものであることをぜひ知っていただければと思います．感染症診療の流れのなかの一コマ一コマに各抗菌薬を織り込んでいければ，抗菌薬の知識は単に紙上の情報ではなく，臨床に生かせる知識として身についていくはずです．「抗菌薬の疑問」は実は「感染症臨床」の疑問なのです．読者の方々がこうした疑問を一つずつ解決していくことによって，やがては抗菌薬を自由に使いこなせる日が来ることを心から望んでいます．

2009年9月

大曲貴夫

執筆者一覧

編　集

大曲貴夫　　（Norio Ohmagari）　　静岡県立静岡がんセンター感染症科

執筆者（五十音順）

相野田祐介	東京女子医科大学感染症科，東京都立墨東病院
荒岡秀樹	国家公務員共済組合連合会虎の門病院臨床感染症部
井本一也	亀田総合病院総合診療・感染症科
岩田健太郎	神戸大学大学院医学系研究科微生物感染症学講座感染症治療学分野，神戸大学都市安全研究センター医療リスクマネジメント分野
岩渕千太郎	国保旭中央病院感染症内科
上田晃弘	東海大学医学部付属病院総合内科
上原由紀	順天堂大学医学部総合診療科/感染制御科学
大路　剛	神戸大学大学院医学系研究科微生物感染症学講座感染症治療学分野，神戸大学都市安全研究センター医療リスクマネジメント分野
大曲貴夫	静岡県立静岡がんセンター感染症科
岸田直樹	静岡県立静岡がんセンター感染症科
具　芳明	国立感染症研究所感染症情報センター実地疫学専門家養成コース
古宮伸洋	国立感染症研究所感染症情報センター実地疫学専門家養成コース
笹原鉄平	自治医科大学附属病院臨床感染症センター感染制御部・感染症科
椎木創一	沖縄県立中部病院感染症内科
竹下　望	国立国際医療センター国際疾病センター渡航者健康管理室
土井朝子	洛和音羽病院感染症科
早川佳代子	Division of Infectious Diseases, Wayne State University/Detroit Medical Center
原田壮平	東邦大学医学部微生物・感染症学講座，東京大学医学部感染症内科
藤田崇宏	静岡県立静岡がんセンター感染症科
細川直登	亀田総合病院総合診療・感染症科，臨床検査科
水澤昌子	自治医科大学附属病院臨床感染症センター/感染症科
森野英里子	自治医科大学感染症科
柳澤如樹	東京都立駒込病院感染症科
山本舜悟	亀田総合病院総合診療・感染症科
吉村　章	自治医科大学附属病院臨床感染症センター感染制御部

抗菌薬について内心疑問に思っていること Q&A

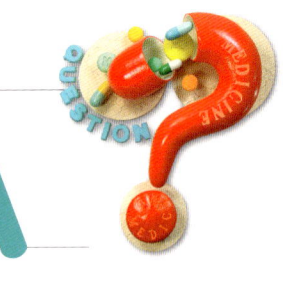

序 　　　　　　　　　　　　　　　　　　　　　　　　　大曲貴夫

第1章　概論：患者の基本的な評価方法と抗菌薬の種類

Q1　感染症臨床の進めかたや患者の基本的な評価方法を教えてください
　　　　　　　　　　　　　　　　　　　　　　　　　大曲貴夫　14

Q2　抗菌薬は数や種類が多すぎて，なかなか覚えられません
　　簡単に整理して教えてもらえないでしょうか？　　具　芳明　25

第2章　初期評価からエンピリックセラピー決定まで

Q3　感染臓器はどのように同定したらよいでしょうか？コツを教えてください
　　症状に乏しい患者さんでの病歴聴取，身体所見に自信がありません．
　　何かコツはありますか？　　　　　　　　　　　岸田直樹　34

Q4　血液培養の正しい取り方（手技）がよくわかりません
　　好気，嫌気ボトル1本ずつの採血ではなぜ不十分なのでしょうか？　椎木創一　41

Q5　血液培養の適切な採取のタイミングがよくわかりません
　　指導医は「発熱以外でも取らなくてはならないときがある」
　　と言うのですが，どういうときでしょうか？　　椎木創一　46

Q6　グラム染色の意義と，その読み方を簡単に教えてください
　　グラム染色の読み方にはコツがありますか？　　岩渕千太郎，細川直登　49

Q7　感染性疾患の重症度はどのようなモノサシでみればいいのですか？
　　「CRPが15もあるから重症ですよね？」　　　　山本舜悟　53

contents

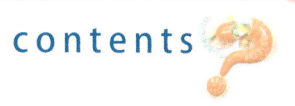

Q8 起因菌（微生物）が同定できるまでの間は，抗菌薬をどのように選択すればいいのでしょうか？
エンピリックセラピーとはどのような治療なのでしょうか？　　　上田晃弘　60

Q9 特に緊急な対応が必要な感染症とは，どのようなものでしょうか？
具体的な対処法も含めて教えていただけるとうれしいです　　　森野英里子　67

Q10 CRPが役に立つ状況があれば教えてください
最近CRPは意味がない，むしろ害などと言われますが…．またこれだけ使われているのに，なぜCRPを使うことがあまり勧められないのでしょうか？　　　井本一也　80

第3章　抗菌薬処方時のさまざまな問題

Q11 抗菌薬の投与間隔・投与量はどのように決めればいいのですか？
抗菌薬の効果を最大限に活かすために気をつけることはなんでしょうか？
　　　吉村　章　88

Q12 アミノグリコシドやバンコマイシンの投与量はどのように決めればいいのでしょうか？
アミノグリコシドやバンコマイシンを使用するときに，血中濃度を測る必要があるのは知っていますが，どのタイミングで測ったらよいのか，血中濃度をどれくらいにしたらよいのかわかりません　　　吉村　章　91

Q13 抗菌薬の併用が必要なのはどのようなときですか？
抗菌薬の併用は本当に治療効果を上げるのですか？　　　大路　剛，岩田健太郎　95

Q14 ブロードスペクトラム（広域）の抗菌薬は，どのようなときに使うべきなのでしょうか？
広域抗菌薬投与は本当に万能で安心な治療なのでしょうか？
　　　大路　剛，岩田健太郎　102

Q15 内服薬の選び方がよくわかりません
どのようなときなら，最初から内服で治療可能なのでしょうか．またどのような内服抗菌薬を選択すればいいのでしょうか？　　　古宮伸洋　105

Q16 抗真菌薬の種類や使い方がよくわかりません
どのような場面で投与し，どのように使い分けるのでしょうか？　　　原田壮平　111

第4章　特別な背景のある患者への対処方法

Q17 抗菌薬を処方されてしまっている人への対処法を教えてください
当院では前医ですでに抗菌薬を処方されていて，
増悪したために入院してくる人が多いです　　　　　　　　　　　柳澤如樹　123

Q18 腎不全の患者さんへの処方はどうすればいいのでしょうか？
透析している患者さんが蜂窩織炎になっちゃった….
抗菌薬はどうやって使えばいいんだろう？　　　　　　　　　　　藤田崇宏　128

Q19 妊婦への抗菌薬処方はどうすればいいのでしょうか？
妊婦さんに出してもいい抗菌薬ってどれ？　　　　　　　　　　　藤田崇宏　132

Q20 高齢者の発熱のワークアップが難しいです
何かいいコツはないでしょうか？ 高齢者では培養をとるとどこからでも菌が出てくる
ので，どこに感染があるか難しいです　　　　　　　　　　　　　水澤昌子　137

第5章　微生物検査結果に基づき最適治療を選択する

Q21 培養結果の解釈のしかたがわかりません
検出された菌が全部原因微生物に見えてきてしまいます．特に原因微生物とそうでない
ものとを見分けるにはどうすればいいでしょうか？　　　　　　　上原由紀　146

Q22 抗菌薬感受性試験結果はどのように読めばいいのでしょうか？
感受性検査は数値で見てはいけない，本当ですか？　　岩渕千太郎，細川直登　155

Q23 起因菌が判明した後の抗菌薬はどのように選択すればよいのでしょうか？
最適治療とはどのような治療なのでしょうか　　　　　　　　　　上田晃弘　160

Q24 de-escalationって本当に必要ですか？
効いているのだから，このまま同じ抗菌薬投与を続けようと思いますが…
　　　　　　　　　　　　　　　　　　　　　　　　　　　　　　相野田祐介　165

第6章　経過観察・効果判定・治療終了まで

Q25 抗菌薬治療の効果判定はどのようにすればよいですか？
抗菌薬投与を開始したあと，いつ，何を指標にして，その効果を判断しますか？
　　　　　　　　　　　　　　　　　　　　　　　　　　　　　　笹原鉄平　174

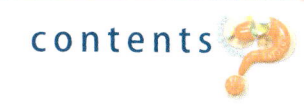

contents

Q26 経過観察が難しいです
経験がないので，典型的な治療経過がわかりません．
代表的な感染症の，典型的な治療経過だけでも教えてください　　早川佳代子　181

Q27 抗菌薬開始後，下痢になってしまいました．どうすればいいのでしょう？
抗菌薬が起こしうる，軽い下痢から重篤な腸炎などの副作用について教えてください
土井朝子，岩田健太郎　189

Q28 抗菌薬でアレルギーが出てしまいました．どのようにすればいいのでしょう？
抗菌薬アレルギーに適切に対応できるようになるために知っておくべきことは
何でしょうか？　　土井朝子，岩田健太郎　193

Q29 抗菌薬治療中，その抗菌薬を無効と判断した場合，どうしたらよいですか？
良くならないのには，ワケがある　　笹原鉄平　198

Q30 静注薬から内服薬への切り替えのタイミングと内服期間がよくわかりません
抗菌薬をいつ内服液に変更すればいいのでしょうか？
それともしない方がよいのでしょうか？　　竹下　望　203

Q31 抗菌薬治療の期間の決定はどのようにすればいいのでしょうか？
特に終了のタイミングをどう判断すればいいかがわかりません　　荒岡秀樹　210

索引　　217

Column コラム

- 抗菌薬を使う判断・使わない判断・待つ判断　　大曲貴夫　24
- "ではの守(かみ)"にはご用心　　岸田直樹　40
- いつも感染症医は悩んでいます…　　井本一也　87
- アジアンスタンダード　　大路　剛，岩田健太郎　101
- 拡大と縮小，今向かっているのはどっち？　　相野田祐介　173
- 原因微生物がわからない…　　荒岡秀樹　216

巻末綴じ込み付録　**感染症診療・治療に役立つ便利な表**

カラー口絵

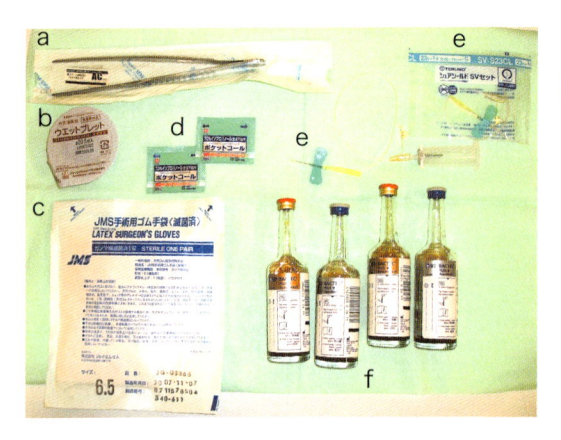

1 血液培養採取時に準備するもの

a) 滅菌摂子
b) ポビドンヨード付き綿球
c) 滅菌手袋
d) 70％アルコール綿
e) 真空採血セット（安全装置付き翼状針，アダプター）
f) 血液培養ボトル（成人：好気／嫌気2本ずつ）

（本文44ページ参照）

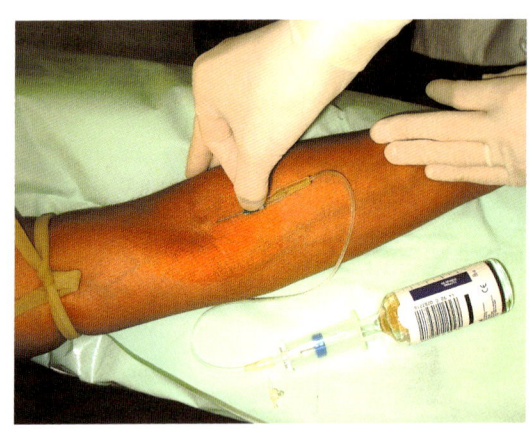

2 血液培養採取時の1シーン

ポビドンヨードが十分乾燥してから穿刺する．もちろん，手袋着用を忘れない（本文44ページ参照）

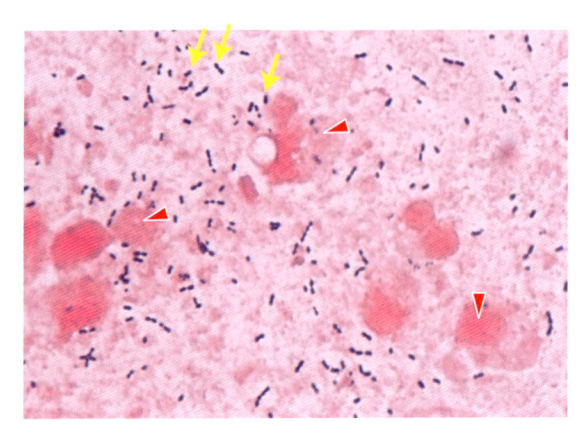

3 典型的な肺炎球菌のグラム染色像

⇒：肺炎球菌，▶：好中球（赤く見える）．本文50ページ参照

4 患者検体のグラム染色所見（1,000倍）
(順天堂大学医学部附属順天堂医院　臨床検査部　三澤成毅先生のご好意による)

◆ グラム陽性菌

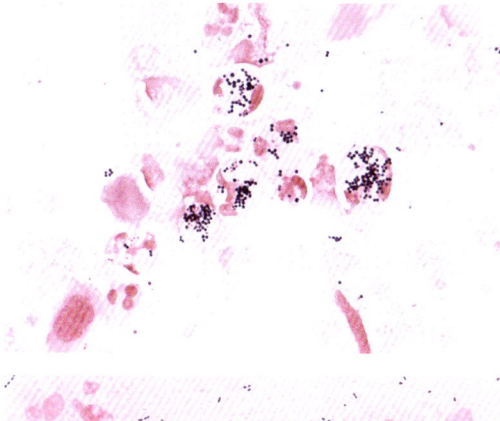

Staphylococcus aureus
（黄色ブドウ球菌）

人工骨周囲の膿
グラム陽性球菌．正円型で集塊またはブドウの房状をなす球菌．好中球による貪食像が見られることが多い

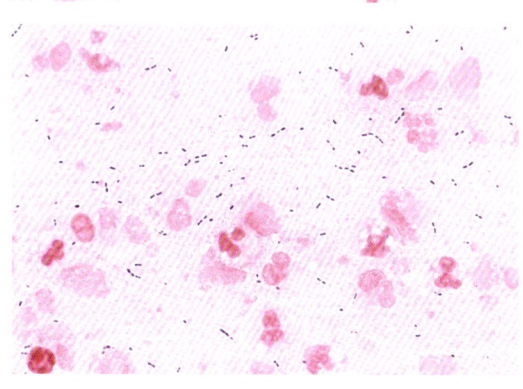

Streptococcus pneumoniae
（肺炎球菌）

喀痰（Miller & Jones 分類：P2）
グラム陽性球菌．多くは双球菌．ランセット型と表現される楕円形の球菌．莢膜により好中球に貪食されにくい

◆ グラム陰性菌

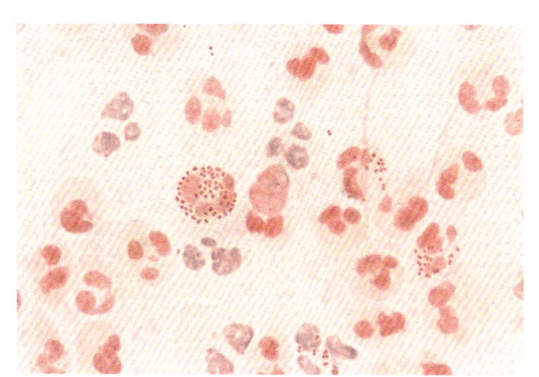

Neisseria gonorrhoeae
（淋菌）

尿道分泌物
グラム陰性球菌．腎臓型の双球菌．ほとんどが好中球に貪食されている

カラー口絵

◆ グラム陰性菌

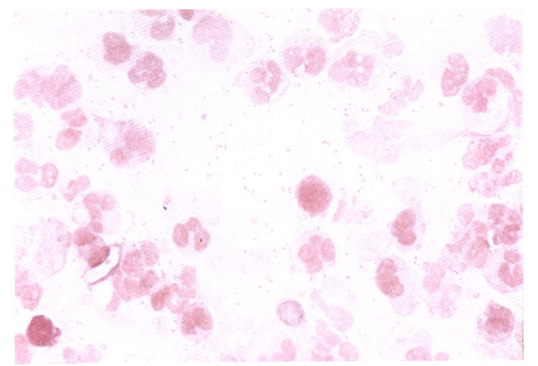

Haemophilus influenzae
(インフルエンザ菌)

喀痰（Miller & Jones 分類：P3）
グラム陰性桿菌，短桿菌，多形性を示し長い桿菌も観察される．小さい菌体は見逃されやすい

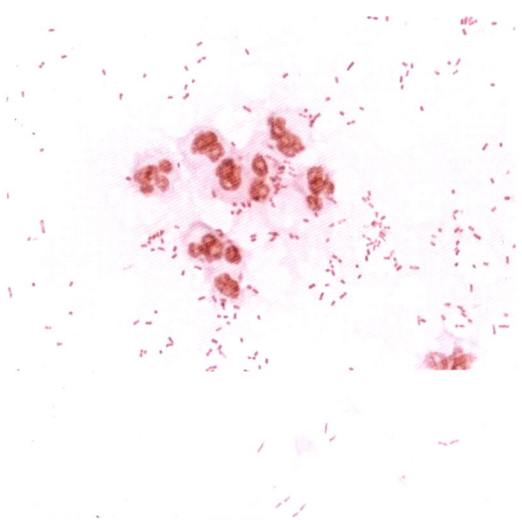

Escherichia coli
(大腸菌)

中間尿
グラム陰性桿菌，中等度の大きさの桿菌．サフラニン（赤）で濃く染色される

Pseudomonas aeruginosa
(緑膿菌)

中間尿
グラム陰性桿菌，やや細長く，E. coliなどに比較してサフラニン（赤）で薄く染まる傾向がある

抗菌薬について内心疑問に思っていること Q&A

Q1 第1章 概論：患者の基本的な評価方法と抗菌薬の種類

感染症臨床の進めかたや患者の基本的な評価方法を教えてください

Case
ある研修医の疑問

「私の外来に40代の男性患者が受診しました．40℃近い発熱があります．採血をするとCRPが10を超えていたので感染かと思ってとりあえず入院させました．とりあえず第2世代のセフェム系抗菌薬を出しました．え，『なぜ第2世代のセフェム系抗菌薬を使ったか？』ですか？ 慣れていて使いやすいしだいたいこれでうまくいくからです．でも今回は2～3日たっても効きませんでした．第2世代のセフェムだったので「ちょっと弱かったかな」と思って，カルバペネムにしました．それでも効きません．熱が下がりません．それでキノロンの点滴を開始して，MRSA感染症かもしれないので，リネゾリドも使っています．リネゾリドって新しい薬で，凄く強くて効くんでしょ？ でも熱が下がりません．これだけ抗菌薬を使っているのに，なんで熱が下がらないのでしょうか？」

さて…みなさん考えてみてください．
これで患者は助かるのでしょうか…？

多くの医師が"感染症をきちんと診られるようになりたい"と思っています．でも現実にはなかなかうまくいかないことが多いです．いったいなぜなのでしょうか？

1 感染症診療：つまづくポイント

感染症診療がうまくいかないのには，理由があります．

第一には，どの臓器の感染であるか同定していないままに漠然と診療を行うことです．

「とりあえず抗菌薬出しておけばいいでしょう，それでよくなれば，別に悪いことないでしょう？」という声が時に聞こえてきます．運良く効けばそれでもまあ患者には迷惑はかからないかもしれません．しかし，効かなかったらどうするのでしょう？

　しかし実際には臓器を同定していないと① 原因微生物の推測ができない，② 患者の重症度が全く把握できない，③ 患者の自然経過（今後どのような経過を辿るのか）が全く予想できない，という問題が出てきます．これらの重要な手がかりがないと，感染症診療は大変苦労します．"手探り"のまま診療をすすめていくしかないのです．

　第二の問題はどの微生物が感染を起こしているのかをきちんと同定しないということです．

　以下にとある研究を引用します[1]．感染症診療では，"特定の臓器の・特定の微生物による感染症に対して・臨床的な有効性が確認されている抗菌薬を"選択する必要があります．つまり，微生物が何かを同定していなければ，そもそも有効な抗菌薬は選べないのです．

　ここまで現場の医師が感染症診療でつまづく原因を考えてきました．まとめると，「感染している臓器と，原因微生物がつめきれていない」ということになります．要するに，治療しようにもポイントが絞りきれていないというわけです．感染症診療は，診るべきポイント（具体的には，臓器と微生物）をきちんと絞れば絞るほど，そのあとが楽になります．逆にここをおろそかにすればするほど，大変になります．抗菌薬の選択も，経過観察も，治療を変更するタイミングも，あてずっぽうにしかならず，つまりは不確実性・博打性だらけになってしまいます．結果，確率の悪い診療になります．これでは，よくなるはずの患者もよくなりません．

2 感染症診療：思考のロジックをもつ

　感染症診療を軽くみる医師たちは「あんなのは困ったときにマニュアルを見ればなんとかなる」と言います．しかし感染症診療に失敗する理由は，単なるちょっとした臨床の知識不足ではありません．マニュアルの内容を

何となくなぞってやったところで，感染症を診られるようになるわけではないのです．

さて，感染症診療を適切にできるようになるにはどうすればいいのでしょうか？ そのためには，感染症診療を行ううえでの基本的な考え方つまり，ロジックを身につけましょう．

　感染症診療のロジック
　・患者背景を理解
　・どの臓器の感染か？
　・原因となる微生物は？
　・どの抗菌薬を選択？
　・適切な経過観察

多くの方は「なあんだ，そんなのはあたりまえだ」，「今さら言われなくったって」と思うかもしれません．しかし，問い直してみてください．同じ尿路感染でも，外来で診る市中感染と院内で診る医療関連感染では原因微生物が全く異なることを，つまり"背景"が違えば原因微生物が異なることを，意識できているでしょうか？ 目の前に発熱している患者が現れたときに，どの"臓器"の問題なのかもわからないのに漠然と「感染症」という診断をつけて抗菌薬を出したことはないでしょうか？ 抗菌薬を処方する際には"原因微生物は何か"ということが意識できているでしょうか？"抗菌薬の選択"は何となく，となっていないでしょうか？ そして"経過観察"も，診るべきところをわかってやっていますか…？ 意外と，キチンと意識できていないのでは？

感染症診療に必要なロジックつまりは「考え方」を身につけていないことが，理由なのです．そこで以下ではその具体的なステップをみていきましょう．

1）患者背景を理解する

まず必要なのは「患者について知る」ということです．

例えば新しい患者に対しては詳細な病歴聴取を行って主訴，現病歴，既往歴，アレルギー歴，社会歴，曝露歴，家族歴，服用している薬剤，システムレビューなどを聞き出すでしょう．感染症臨床の観点からは，背景を知ることの利点には，問題となる微生物を推定できるということにあります．

❶ 患者の年齢や基礎疾患から，微生物を推定する

同じ臓器系統の感染症であっても患者さんの年齢が変われば微生物学的な鑑別診断は変わってきます．基礎疾患によっても同様に微生物学的な鑑別診断は違ってきます（Q8，Q20参照）．

❷ 曝露から微生物を推定する

感染症は人体内にいる微生物が原因の場合と，外界にいた微生物がなんらかの感染経路を通じて感染する場合があります．すなわち外界の微生物に「曝露」して感染します．曝露のソースとしては，感染している人や，感染している動物，感染が風土病となっている地域，などがあります．

よってどういう曝露があったかを辿れば，どのような微生物が問題になるのかはわかります．感染症の鑑別診断，特に微生物学的な鑑別診断をたてる場合には，具体的にどのような曝露があったかを知るのはきわめて重要です．

患者背景
- 年齢や基礎疾患
- 曝露

から，微生物を推定する

2) どの臓器の感染か

臓器を同定することは感染症診療できわめて重要です．その理由を以下の4つにまとめました．

- 臨床診断推論，つまり診断過程が，進めやすくなる
- 重症度を把握できる
- どのような微生物が原因かについての予測が可能
- 経過観察に役立つ

❶ 臨床診断推論，つまり診断過程が，進めやすくなる

われわれは日常の診療のなかで半ばあたりまえのように診断・治療を行っていますが，その過程でわれわれの頭はどのように動いているのでしょうか？

まず行うのは患者から情報を引き出すことです．医師は患者から情報を

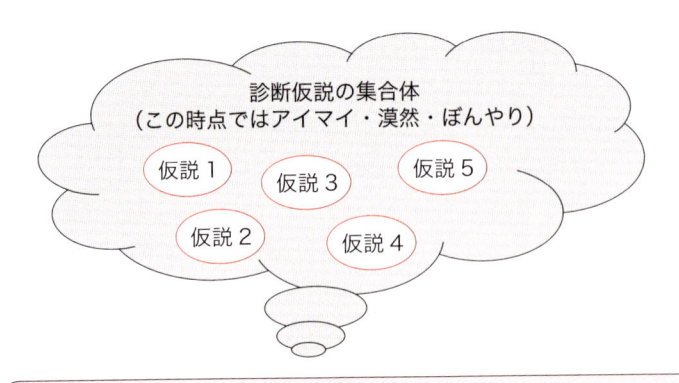

```
┌─────────────────────────────────────────────────┐
│  診断仮説の集合体                                │
│  （この時点ではアイマイ・漠然・ぼんやり）        │
│    仮説1   仮説3   仮説5                         │
│    仮説2   仮説4                                 │
└─────────────────────────────────────────────────┘

問題の医学的な定式化（problem list 化：客観化・明瞭化・重み付け）
例：#1……………………
鑑別診断
・S/O：診断が確からしいもの 仮説 1，仮説 2，仮説 3
・R/O：診断の確からしさは低いが重大性・迅速性の観点から除外が必要
　　　　仮説 4，仮説 5

**図1　問題表象から問題の定式化の過程**
　　problem oriented system は患者の問題を明確化し，その後の診断推論の道筋となる
　　S/O：suspect of（疑っている病気）
　　R/O：rule out（鑑別診断）

　収集するごくごく最初の過程から，患者の訴える問題を説明する「仮説」を頭の中で作っています．そして患者から得られた情報を自分の仮説と突き合わせながら，その仮説の確からしさを検証していきます．
　しかし思いつく仮説の数が多くなると，すべてをバラバラに扱っていては頭の中がまとまりがつかなくなります．そこで，頭の中を整理して思いついた仮説をまとめあげることが必要になります．具体的には，患者から得た情報のなかから複数を選択して一つの医学的状態として概念化し，この概念を説明する複数の仮説をまとめあげます．これで患者の問題は考えやすくなります．**これを系統的な手法としてまとめたのが problem oriented system です**．problem list を作成し，各 problem ごとに思いついた仮説を鑑別診断としてはめこんでいく．その後は，各 problem のなかの診断仮説（鑑別診断）について，検査やさらなる情報収集などで rule in/out していきます（**図1**）．
```

ではなぜ，臨床診断推論の過程で「感染症の場合は臓器を同定することが重要」なのでしょうか？　患者の問題を定式化する場合に，「問題となっている臓器」がわかっていれば，仮説（＝鑑別診断）を引き出しやすいからです．患者の問題を臓器抜きで考えてもなかなかいい仮説は思いつきませんが，「問題となっている臓器」が絞れれば，その臓器に問題を起こす疾患を具体的にリストアップするのは比較的簡単です．ここに「臓器を同定する」ことの意義があります．感染症であれ・非感染性疾患であれ，患者の問題を定式化するのに，臓器の情報はきわめて重要なのです．

❷ 重症度を把握できる

　患者の重症度を測る場合には，問題となっている各臓器ごとに特有の指標を用いる必要があります．例えば市中肺炎の場合はCURB65やPneumonia severity index，A-DROPがこれにあたります．これらの指標は問題となっている臓器が判明しているからこそ使うことができます．

❸ どのような微生物が原因かについての予測が可能

　特定の臓器に感染を起こす微生物には一定のルールがあります．微生物がランダムに人体臓器を侵すわけではありません．ですから，問題となっている臓器がわかればそこで問題を起こす微生物が簡単に推測できるのです．

❹ 経過観察に役立つ

　例えば臓器を同定する際に用いるマーカーは患者の状態が増悪すればその所見が増悪するし，快方に向かえば改善します．動きは非常に鋭敏です．つまり感染部位を特定すれば，患者の病勢を的確に鋭敏に把握できるようになります．

　感染している臓器を同定するための具体的な方法は**Q3**を参照して下さい．

3) 原因となる微生物は

　感染症治療は2つのステップに分かれます．
　抗菌薬治療は特定の臓器における特定の菌の感染症に対して，第一選択薬が投与されるのが理想です．しかし，感染症治療が開始される時点では，病原微生物は同定されていません．とはいっても，放っておけば患者の状態は刻々悪化するわけですから，何らかの手を打たねばなりません．

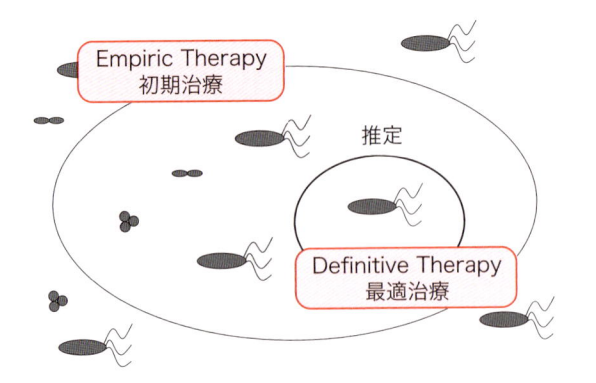

図2　抗菌薬治療の流れ
抗菌薬治療は原因微生物の推定に基づくempiric therapyから原因微生物の同定に基づくdefinitive therapyへと進んでいく

　そこでまずはターゲットとなる微生物を推定してリストアップし，あげられた原因微生物に対して有効な抗菌薬を選択する．これをempiric therapy（エンピリックセラピー；初期治療）といいます．すべてのempiric therapyは標的となる微生物が想定されていることが前提です．

　empiric therapyを選択して治療を開始して数日すると，やがて微生物検査の結果が戻ってきます．多くの場合，起因微生物とその感受性試験結果が得られるはずです．結果をもとにdefinitive therapyを選択することとなります．definitive therapy（最適治療）とはターゲットとなった特定の臓器の特定の微生物による感染症に対して，第一選択薬を用いて治療するやり方です（図2）．

　ここまで考えると「微生物を推定・同定する」というステップが重要であることがわかってきます．
　では実際にはどうすべきなのでしょうか．

❶ 微生物の推定

　起因微生物の推定のためには参考となる情報がいくつかあります．一つは患者背景です．患者から聞き出した詳細な情報が，微生物学的な鑑別診断に直結します．二つ目は，どの臓器が感染しているか，です．人体にはさまざまな臓器がありますが，各臓器に感染症を起こしうる微生物にはパターンがあります．また検出頻度にもある程度のルールがあります．これを覚えておけば，推定は簡単です（**Q21**参照）．

❷ 微生物の同定

　微生物の同定に必要なのが微生物検査です．このなかには大きく分ければ塗抹検査（グラム染色，抗酸菌染色），培養検査，迅速抗原検査，遺伝子検査法などさまざまなものがありますが，まず学んでほしいのはグラム染色であるということを強調しておかなければなりません．これはたいへん情報の多い迅速検査で，この検査の結果をうまく活用することで，原因となる菌の絞り込みが迅速に行え，その結果適正な（ターゲットに対する効力が強く，しかも抗菌スペクトラムが狭い）抗菌薬を選択することが可能となります．グラム染色のよい点は，治療開始後の効果判定にも非常に有用である点です．この「感度の高い迅速検査」であるグラム染色を使いこなすことで，感染症診療に幅をもたせることができます（**Q6** 参照）．

4）どの抗菌薬を選択？

　抗菌薬の選択の流れがどうなるかは，先に **1）〜3）** で述べた通りです．ただし注意しておくべきことがあります．それは，特定の感染症に選択される empiric therapy や definitive therapy の選択については，根拠が必要ということです．具体的には治療を選択するうえでは，それまでに蓄積した臨床的な知見を十分に参考にします．「でも，論文を読むのは大変です」と研修医諸君は言うかもしれません．ならば定番の定評ある感染症のテキストを参考にすればよいのです．一番よくないのは，治療の選択を自分勝手に我流で行うことです．我流の治療は，効く保証がありません．

　もうひとつ意識すべきはその投与法です．抗菌薬の使用時には適切な投与量および投与間隔で行う必要があります．一般に日本では伝統的に抗菌薬の一回投与量が欧米の使用量と比較すると少なめで，投与法も1日2回が多いです．その理由は単純で，「ほとんどの薬剤の添付文書には1日2回の投与法が推奨されているから」です．これはペニシリンなどのように半減期のきわめて短い抗菌薬を治療に用いる場合においてはきわめて深刻な問題となります．感染症をきちんと治療するためには pharmacokinetics/pharmacodynamics に基づいた十分な量・適正な投与回数で抗菌薬を使う必要があり，そうしないと治癒しないばかりか，耐性菌の出現を助長するだけということになります（**Q11** 参照）．

5）適切な経過観察

　感染症マネジメントのうえでは正確な診断と適正な治療薬の選択が重要なことはいうまでもありませんが，しかし同じぐらい大切なのは，感染症が治療によって改善しているかどうかを客観的に判断してその後の方針を決定していくことです．

　経過観察を行ううえで重要なことは，各疾患の自然経過つまり「どのような過程を経てよくなっていくか」，をよく理解しておくことです．自然経過を知っていれば，患者の状態がそこからはずれればおかしいと判断できます．また少々熱や検査値に変動があっても，自然の経過にのっていれば心配ありません（**Q26**参照）．

　経過を見ていて感染症がすんなりとよくなっていればよいですが，往々にして経過がよくない，あるいは悪くなっているように見える場合があります．このときの対処法をしっかりと知っておく必要があります．一番のコツは「何でもかんでも抗菌薬のせいにはしない」ということです．**経過がよくない場合にすぐに抗菌薬のせいにしてしまうと，抗菌薬を変更するだけでなんだか安心してしまって，本当の問題を見落とすことがあります**（**Q29**参照）．

まとめ

感染症臨床の進めかたを，**表1**にまとめました

参考文献
1）Blok, W. L. et al. : Feasibility of an antibiotic order form. First experience in the department of internal medicine of a university hospital. Pharm. World Sci., 18 : 137-141, 1996

表1 感染症臨床の進めかた

1. 患者背景を理解する	● 年齢や基礎疾患 ● 曝露 から，微生物を推定する	
2. どの臓器の感染か	臓器を同定すれば ● 臨床診断推論，つまり診断過程が，進めやすくなる ● 重症度を把握できる ● どのような微生物が原因かについての予測が可能 ● 経過観察に役立つ	
3. 原因となる微生物は	● 微生物の推定	・患者背景 ・感染臓器から微生物を推定
	● 微生物の同定	・必ず検体を提出する ・グラム染色，抗酸菌染色，培養検査，迅速抗原検査，遺伝子検査法などで微生物を絞り込み・同定する
4. どの抗菌薬を選択？	● empiric therapy	ターゲットの微生物を推定し，あげられた微生物に対して有効な抗菌薬を選択
	● definitive therapy	起因微生物とその感受性試験結果が得られれば，結果をもとに治療を再選択
	※抗菌薬の使用時には適切な投与量および投与間隔で行う	
5. 適切な経過観察	● 各疾患の自然経過を理解しておく ● よくならない場合の対処法を知っておく	

Profile

大曲貴夫（Norio Ohmagari）
静岡県立静岡がんセンター感染症科．
臨床感染症学が専門．最近は感染症診療の教育，診療体制の整備にも興味があります．詳細は『感染症ブログ』をご覧ください．
http://blog.livedoor.jp/lukenorioom/

Column

抗菌薬を使う判断・使わない判断・待つ判断

　感染症診療を学び始めた若い医師がぶつかる問題のなかに，患者さんを目の前にしたときに「今，抗菌薬治療をはじめるべきかどうか」というものがあります．

　若い医師たちは患者の背景・臓器を絞って，原因微生物を想定し，検体を採取し治療を開始…という感染症診療のきれいな流れを忠実に追おうとします．しかし往々にして問題にぶつかることがあります．「救急外来の患者さんが意識障害と発熱で来院，血圧が低く敗血症性ショックを疑うのだが，問題がどこにあるかわからない」，「90代の高齢の方が発熱で来院した．全身状態はよいけれど，原因がわからない．肺炎・尿路感染なんでも可能性はありうる，どうすればいいのか？」

　抗菌薬治療開始の判断の原則は「十分に確からしい診断をもつ」ということです．しかし臨床の場面では往々にしてその「十分に確からしい」診断にたどり着けないことがあります．では，そのようなときには抗菌薬は開始してはいけないのでしょうか？

　そんなことはなく，治療を開始してよい場合はもちろんあります．

　考慮すべきは，重症度および疾患の進行スピード，です．診断の確からしさが十分ではなくとも，疾患の進行が早く，治療の遅れが患者予後の増悪につながるのであれば，治療は開始してよいのです．

　抗菌薬治療の目的は一つ，患者を救うことです．この軸からすべてを考える必要があります．「診断が十分には確かではないから様子をみて見きわめよう」，などと考えているうちに状態が悪化するようなことはあってはならないのです．このような場合は，重篤で急速に進行する疾患の可能性があるのであれば，可能性のある疾患を標的として積極的に治療を開始すればよいのです．

　やがて時間がたてば情報もそろってきます．感染症であれば臓器や微生物の情報も十分に集まるから対処がしやすくなります．時間の経過によっては「感染症ではない」と判明するものも」あるでしょうから，その場合には治療を速やかに中止すればよいのです．

　抗菌薬治療の目的は一つ，患者を救うことです．この軸から，自分が何をすべきかが規定されていきます．時には柔軟な対応も必要なのです．

Q2 抗菌薬は数や種類が多すぎて，なかなか覚えられません

第1章 概論：患者の基本的な評価方法と抗菌薬の種類

簡単に整理して教えてもらえないでしょうか？

Case

ある研修医の疑問
外科をローテート中で術後腹膜炎の患者さんを担当しています．カンファレンスで抗菌薬の選択について相談したら，たくさんの薬品名が飛び交い結局何がなんだかわかりませんでした．その抗菌薬を使う理由を聞いても要領を得ないし，もうちょっと整理して理解したいのですが…．

多くの抗菌薬が販売されており，さらに後発品を含め新しい薬剤が加わって日々複雑になっていきます．○○系だの第△世代だの一般名だの商品名だのと混乱すること甚だしいものです．抗菌薬はその系統とスペクトラムを整理すると理解しやすいので，ここではまず大まかにつかむことを目標としましょう．「いつか抗菌薬について整理しておきたいけど，忙しいから時間のあるときに」と思いつつ今日まできてしまったあなたの理解の助けとなれば幸いです．

Step 1 細菌をざっと7つに分類しよう

抗菌薬を整理して理解するためには，まず細菌を大まかに分類しておく必要があります（表1）．ここではグラム染色を利用した分類が有用です．臨床的に重要なグラム陽性球菌とグラム陰性桿菌に嫌気性菌（グラム染色と関係なく別扱い）とその他を加え4グループとします．前二者をさらにもう少し細分化し全部で7つのグループに分けることができます．

1）グラム陽性球菌（A，B，C）

グラム陽性球菌はその形態パターンで連鎖球菌とブドウ球菌に大別され

表1 スペクトラムを理解するための細菌の分類

グラム陽性球菌	A	連鎖球菌グループ	連鎖球菌（肺炎球菌を含む），腸球菌
	B	ブドウ球菌グループ	黄色ブドウ球菌（MSSA）
	C	耐性ブドウ球菌グループ	黄色ブドウ球菌（MRSA），コアグラーゼ陰性ブドウ球菌
グラム陰性桿菌	D	大腸菌グループ	大腸菌，*Klebsiella* など
	E	緑膿菌グループ*	緑膿菌，*Enterobacter*，*Citrobacter* など
	F	嫌気性菌グループ	*Bacteroides*，*Peptostreptococcus* など
	G	その他	*Chlamydia*，*Rickettsia*，*Mycoplasma*，*Legionella* など

＊緑膿菌グループは，「SPACE」とまとめると覚えやすい（**S**erratia，**P**seudomonas，**A**cinetobacter，**C**itrobacter，**E**nterobacter）

ます．ブドウ球菌は耐性菌を無視できないため分けて理解しましょう．

2）グラム陰性桿菌（D，E）

ここには多くの細菌が含まれますが，抗菌薬に耐性をあまりもたないことの多い大腸菌などのグループ（多剤耐性の大腸菌や*Klebsiella*についてはここでは触れません）と多くの抗菌薬に耐性を示す緑膿菌などのグループに分けると理解しやすくなります．

3）嫌気性菌（F）

頭頸部と下部消化管では嫌気性菌の内容がやや異なってきますが，まずは嫌気性菌を一群としておけばよいです．

4）その他（G）

Chlamydia，*Rickettsia*，*Mycoplasma*，*Legionella* など非定型的な病原体として知られている菌群です．これらのほかにも多くの病原体が入ってきます．

つまずきポイント

細菌はグラム染色のイメージから入るとわかりやすいです．日頃から実際の検体を見て目を慣らしておくようにしましょう．

Step 2 抗菌薬の系統別の表をつくろう

　抗菌薬は系統別に整理するとわかりやすくなります．**表2，3**（28〜29ページ）に分類と代表的な薬剤をあげます．まずはこれを参考に自分の勤務する病院での採用薬剤を系統別に一覧表にしてみるとよいでしょう．同じ系統の薬剤が数種類採用されている場合もあるでしょうが，ふつうは1つ知っていれば事足りることが多いです．

つまずきポイント

たくさんの抗菌薬名を知っているよりも，その系統を代表する1つをよく知っておく方が大切です．「なじみの抗菌薬」をつくりましょう．

Step 3 各抗菌薬がどのグループの細菌をカバーするかを整理しよう

　いよいよ抗菌薬と細菌群の対応すなわちスペクトラムを整理していく段階となりました．ここでは *in vitro*※ の成績ではなく，実際に臨床的によく用いられる組み合わせをもとに抗菌薬のスペクトラムを示します（**表2，3**）．感受性があっても実際には用いられない組み合わせについてはできるだけ表に記載しないようにしています．一部しかカバーしていないが臨床的に用いることがある場合や特殊な状況で用いることのある場合は（○）として示しました．たくさんの特例や例外がありますが，ここではわかりや

※用語解説
　in vitro：語源はラテン語の「ガラスの中で」．ここでは検査室の人工的な環境で行われた細菌検査結果のことを指します．細菌検査結果はたいへん有用ですが，そのまま臨床現場に当てはめることができないことがあるので注意が必要です．

表2　βラクタム系抗菌薬 (次ページにつづく)

	代表的な薬剤の一般名（商品名）
ペニシリン系	
ペニシリンG	ペニシリンG（結晶ペニシリンGカリウム）
アンピシリングループ	アンピシリン（ビクシリン®），アモキシシリン（サワシリン®）
	アンピシリン・スルバクタム（ユナシン®）
緑膿菌をカバーするペニシリングループ	ピペラシリン（ペントシリン®）
	ピペラシリン・タゾバクタム（ゾシン®）
セフェム系	
第1世代	セファゾリン（セファメジン®）
第2世代	セフォチアム（パンスポリン®）
第2世代：嫌気性菌をカバーするグループ	セフメタゾール（セフメタゾン®）
第3世代：緑膿菌をカバーしないグループ	セフォタキシム（セフォタックス®），セフトリアキソン（ロセフィン®）
第3世代：緑膿菌をカバーするグループ	セフタジジム（モダシン®）
第4世代	セフェピム（マキシピーム®）
カルバペネム系	イミペネム（チエナム®），メロペネム（メロペン®）

表3　βラクタム系以外の抗菌薬 (次ページにつづく)

	代表的な薬剤の一般名（商品名）
アミノグリコシド系	ゲンタマイシン（ゲンタシン®），アミカシン（アミカシン）
マクロライド系	エリスロマイシン（エリスロシン®），アジスロマイシン（ジスロマック®）
リンコマイシン系	クリンダマイシン（ダラシン®）
キノロン系	シプロフロキサシン（シプロキサン®），レボフロキサシン（クラビット®）
テトラサイクリン系	ミノサイクリン（ミノマイシン®）
グリコペプチド系	バンコマイシン（バンコマイシン）
ST合剤	トリメトプリム/スルファメトキサゾール（バクタ®）
メトロニダゾール	メトロニダゾール（フラジール®）

表2 βラクタム系抗菌薬（前ページのつづき）

	主なスペクトラム						
A	B	C	D	E	F	G
ペニシリン系						
○						
○			(○)		(○)	
○	○		○		○	
○	○		○	○	(○)	
○	○		○	○	○	
セフェム系						
		○				
			○			
			○		○	
(○)			○			
			○	○		
(○)	○		○			
○	○		○	○	○	

表3 βラクタム系以外の抗菌薬（前ページのつづき）

	主なスペクトラム						
A	B	C	D	E	F	G
			○	○		
						○
(○)	○				○	
(○)	(○)		○	○		○
						○
○		○				
	○	(○)	○			○
					○	○

すさと簡潔さを重視しています．また，○のついているところが必ずしも第一選択薬でないこともあります．病態と合わせて考えることが大切です．

　実際に抗菌薬を選ぶ際には，想定する細菌群をカバーする抗菌薬のなかでできるだけスペクトラムが狭いものを選ぶのが大原則となります．スペクトラムの広い抗菌薬ほど注意して選択しなくてはなりません．

つまずきポイント

抗菌薬の選択はあくまでも「適材適所」です．"スペクトラムが広い＝抗菌作用が強い"ではありません．

上級医のコツ

抗菌薬の選択にあたっては local factor※も重要です．自分の病院における各細菌の感受性率を把握しておくと説得力をもって抗菌薬を選択できます．

※用語解説
　local factor：検出される細菌の種類や抗菌薬感受性は実は医療機関によって
　　　　　　　　かなり異なっています．これを local factor と呼んでおり，病院
　　　　　　　　の特性に合わせた治療を行ううえで大きな武器になります．

❶ ペニシリン系
- ペニシリン系はもともと連鎖球菌グループを得意とする抗菌薬です．
- ペニシリンG（連鎖球菌グループ）→アンピシリングループ（大腸菌グループ）→緑膿菌グループをカバーするペニシリングループ　とスペクトラムが広がっていきます．
- βラクタマーゼ阻害剤が配合されたペニシリン系薬剤は，簡単に言えば「( ) がとれてBが加わる」と考えておけば大きな間違いはありません．

❷ セフェム系
- セフェム系はもともとグラム陰性桿菌を得意とする抗菌薬です．
- 世代に関わらず大腸菌グループ（D）をよくカバーしていますが，開発につれてしだいに緑膿菌グループ（E）をカバーする方向にスペクトラムが広がってきています．
- ただし，世代や薬剤によって得意分野をもっていることが**表2**からわか

ります．
- 原則として第1世代は黄色ブドウ球菌用（B），第3世代はグラム陰性桿菌用（D±E）と覚えておくとよいでしょう．
- そのほかに，第3世代（特にセフトリアキソン）は連鎖球菌グループ（特に肺炎球菌）の治療にも用いられることがあります．
- 第4世代はかなり広いスペクトラムとなります．安易な使用は避けたいところです．
- セフェム系は腸球菌をカバーしないことに注意が必要です．

❸ カルバペネム系
- スペクトラムがとても広い薬剤ですが第一選択となる場面はほとんどありません．「スペクトラムが広い＝抗菌作用が強い」と指導されているようであればそれは指導医が間違っています．

❹ アミノグリコシド系
- 主に好気性グラム陰性桿菌に対する薬剤となります．臓器移行や副作用に少々クセがあります．

❺ マクロライド系
- 呼吸器感染症に乱用され肺炎球菌に対しては使えなくなってしまいました．主にマイコプラズマ，クラミジアなどの非定型的な病原体に対する薬剤と理解した方が安全です．
- 類似の抗菌薬にケトライド系がありますが，これは本来耐性菌による呼吸器感染症を主なターゲットとする薬剤です．今のところは積極的に使用すべき場面はほとんどありません．

❻ リンコマイシン系
- 嫌気性菌に対する特効薬というイメージで語られることが多いですが，耐性菌が増えてきています．
- カルバペネムやβラクタマーゼ阻害剤配合ペニシリンとクリンダマイシンを併用しても嫌気性菌に対する上乗せの効果は期待できません．よく行われている併用は無意味です．
- 忘れられがちですが，グラム陽性球菌に対しても有効です．

❼ キノロン系
- もともとはグラム陰性桿菌が主なターゲットとなります．
- 新しい薬剤のなかにはグラム陽性球菌からさらには嫌気性菌まできわめ

て広いスペクトラムをもっているものがありますが，その使用には注意が必要です．少なくともほかに使える薬剤があるのに安易に処方するものではありません．

❽ テトラサイクリン系

- クラミジア，リケッチアなど非定型的な病原体に対する薬剤ととらえるとよいでしょう．
- グラム陽性球菌群にも活性がありますが，ほかに第一選択となる薬剤があることが多いです．

❾ グリコペプチド系

- 耐性グラム陽性球菌（MRSAなど）に対する薬剤です．感受性菌（例えばMSSA）についてはその第一選択薬の方が効果があります．
- 別系統の薬剤であるリネゾリド（ザイボックス®）もMRSA治療に用いられることがありますが，本来バンコマイシン耐性腸球菌（VRE）に対する第一選択薬ですので，MRSAに対して用いるのは慎重になるべきです．

❿ ST合剤

- グラム陽性球菌，特に黄色ブドウ球菌と大腸菌グループが主なスペクトラムとなります．
- 原虫にも有効で*Toxoplasma*症や*Pneumocystis*肺炎（カリニ肺炎）の治療に用いられます．

⓫ メトロニダゾール

- 日本では原虫に対する治療薬としての適応しかありませんが，嫌気性菌（特に横隔膜より下）に対して有効です．
- 本来，*Clostridium difficile*による腸炎の第一選択薬です．

■ もう少し詳しく知りたいときは…

　Step **1**〜**3**で抗菌薬を整理したら，あとはひとつひとつ深めていきましょう．本書中の他項もふまえて実際の診療に生かしてください．

　本項では簡潔さを優先したため切り捨てた部分も多く，これでは足りないことが多いはずです．最近は日本語で書かれた感染症の良い参考書が増え，有用な情報を手に入れやすくなっています．そのなかの一部を参考図

書としてあげておきます．折に触れて知識を深めていただければ幸いです．

まとめ

Step①：細菌を大まかに分類しよう
Step②：抗菌薬の系統別の表をつくろう
Step③：各抗菌薬がどのグループの細菌をカバーするかを整理しよう

参考図書

1）青木　眞：「レジデントのための感染症診療マニュアル　第2版」，医学書院，2007
　↑この本は多くの研修医が手にしていることと思いますが，それでもなお勧めたい1冊です．総論部分にエッセンスがつまっており，この部分はぜひ通読しましょう．
2）岩田健太郎，宮入　烈：「抗菌薬の考え方，使い方ver.2」，中外医学社，2006
　↑抗菌薬の側からまとめた秀逸な参考書です．
3）藤本卓司：「感染症レジデントマニュアル」，医学書院，2004
　↑抗菌薬側からの記載はさほど多くはないがコンパクトにまとめられています．なによりもポケットに入るサイズなのがうれしいです．

Profile

具　芳明（Yoshiaki Gu）
国立感染症研究所感染症情報センター実地疫学専門家養成コース．
2005〜2009年　静岡県立静岡がんセンター感染症科，2009年より現職．
専門：臨床感染症，感染症疫学勉強中．
感染症診療は本来ダイナミックなものですが，博学的要素の多い分野だけに結果的に「木をみて森をみない」状態に陥るリスクを抱えています．常に全体を見渡すこと，ベッドサイドに立ち返ることを忘れないようにしましょう．個人的には医師として重要なのはバランス感覚（と適切な睡眠）だと信じています．

Q3 第2章 初期評価からエンピリックセラピー決定まで

感染臓器はどのように同定したらよいでしょうか？ コツを教えてください

症状に乏しい患者さんでの病歴聴取，身体所見に自信がありません．何かコツはありますか？

1 はじめに

　感染臓器を同定することは感染症診療の第一歩であることは間違いありません．"感染臓器の同定なくして起因菌想定→抗菌薬選択なし"とは昔からよく言われる感染症の重要な教えです[1]．しかし，日常診療はそう簡単ではありません．小児，高齢者，精神疾患患者，重症患者などなど感染臓器がすぐに同定しにくいカテゴリーは少なからず存在します．本項ではそのような，一般的に"感染臓器の同定が難しい"と思われるカテゴリーについてどのようにアプローチしたらよいかを，研修医の見逃し症例をもとに考えてみましょう．

2 感染臓器を同定するためのコツ−1

"この患者さんでは感染臓器のわずかな陽性所見も見逃さないぞ"と思えるかどうかがすべてのスタート！
本気モードのスイッチを入れるタイミングを見極められるか？

　ある研修医が，「インフルエンザシーズンに救急外来をしていたときに診た患者さんで，感染臓器を適切に同定できないまま帰宅させたところ，患者さんは状態が悪くなって外来に戻ってきてしまった」という経験をしました．この症例から，感染臓器を同定するためのコツについて学んでみましょう．

Case

~救急外来初診時の研修医のカルテより~

現病歴)
特に既往歴のない56歳女性．今朝まではいつもと特に変わりなかった．本日午後から悪寒あり．ベッドががたがた揺れて止まらなかった．その後39℃の発熱あり，解熱しないため救急外来受診．咳・痰・咽頭痛なし．軽度嘔気あるも，嘔吐・下痢・腹痛なし．排尿時痛，頻尿なし．

身体所見)
バイタル：体温38.8℃，血圧120/75 mmHg，心拍数98/分
咽頭：<u>軽度発赤あり</u>
心肺：異常音なし
腹部：圧痛なし
インフルエンザ迅速検査：陰性

A/P)
インフルエンザ疑い：本日からの発熱であり，インフルエンザ迅速検査は偽陰性と考える．咽頭発赤も軽度あり，インフルエンザと考えるが，インフルエンザとしても，特に基礎疾患なく対症療法であり，アセトアミノフェン処方し帰宅．

担当だった研修医はこう言っています「このときはそれほど重篤感も感じなかったです．何がいけなかったでしょうか？」

　一つ目の大切なポイントは，"インフルエンザが流行っている時期は感染症の誤診も流行る"ということです．つまり，何かが流行っているときは，患者さんの訴えてくる症状や問題を，ついつい流行疾患と結びつけて考えてしまいます．例えば，胃腸炎が流行っている時期は嘔気・嘔吐にだまされて糖尿病性ケトアシドーシスの見逃し，高齢者の脳血管病変の見逃しなどです．患者さんの訴えてくる症状や問題を，安易に身近な疾患に結びつけない．このような心構えが，高熱ばかりくるインフルエンザ患者にまぎれた敗血症を見逃さない第一歩となるでしょう．

　さて，この研修医のアセスメントはどこがよくなかったでしょうか？このようなアセスメントは"NEVER"であることは間違いありません！　問題は，shaking chill（悪寒戦慄）が起こったことの意味を理解できなかったということです．shaking chillの病歴がとれたら，いかなる場合も敗血症としての感染臓器の同定に躊躇すべきではありません．① 寒気（chilly sensation）＜ ② 悪寒（chill）＜ ③ 悪寒戦慄（shaking chill）の順に菌血症の可能性は高まります[2]．今回は，「ベッドがたがた揺れて止まらなかった」という病歴がとれた時点で③であり，「何らかの菌血症が必ずあるに違いない」と考えることができます．そうすれば，次に示すいくつかのコツを駆使して再度病歴や身体所見をとり直すことになるでしょうし，わずかな陽性所見も見逃さなくなるでしょう．

> **つまずきポイント**
>
> 気道症状がない（特に咽頭痛がない）患者さんでの，軽度咽頭発赤は感染臓器の陽性所見と言ってよいでしょうか？自分の喉を見てみてください．ちょっとくらい赤く見えるのでは？

3 感染臓器を同定するためのコツ-2

"症状が熱以外にない"のではなく，実は"症状に乏しい"だけ

　病歴や身体所見で熱以外に明らかな所見がなく，感染臓器がはっきりしない，と思った場合，それは多くの場合は"症状・所見がない"ではなく，"症状・所見に乏しい"であることが多いです．自分は気づいていないだけで，患者さんは感染臓器の症状・所見を軽度ではあるかもしれませんが，示していることが多いのです．乏しいけれども訴えている所見を，医師がうまく引き出せていないだけなのです！　同じ病歴や身体所見をとるにしても，"疑いの目（「この疾患かもしれない」という気持ち）"でとった病歴・身体所見と，"どうせインフルエンザでしょ"という気持ちでとった病歴・身体所見では，感染臓器の陽性所見をとれる感度は全く違うものになります．

　そこで，もし，「熱以外にはっきりしない」と思った場合は，症状に乏しい敗血症となりやすい疾患のカテゴリー（**表1**）にむしろ"前進した"と考えて，再度，"疑いの目"で診察をし直してみてください．

　特に外来で遭遇する頻度の高いものに関して，いくつか病歴聴取，身体所見のコツを紹介します（**表2**）．

表1　症状に乏しい敗血症となりやすい疾患

1．急性腎盂腎炎
2．急性前立腺炎
3．化膿性胆管炎，肝膿瘍
4．感染性心内膜炎
5．蜂窩織炎
6．キャンピロバクター腸炎の初期
7．カテーテル関連血流感染症
8．髄膜炎菌敗血症
9．レプトスピラ，サルモネラ，レジオネラなど

表2　わずかな陽性所見をひろいあげるコツ

❶ 急性腎盂腎炎	（「膿尿＋熱＝腎盂腎炎」は誤診の第一歩．陽性所見が乏しければ除外診断という心構えが正しい） ・背部痛を聞くときは「痛くないですか？」ではなく，「おもだるい感じはないですか？」と聞こう．初期は，明らかな痛みの訴えでは来院しないことが多い ・先行する膀胱炎の病歴がないというだけで腎盂腎炎を否定しないようにしよう．むしろ腎盂腎炎のとき（熱があるとき）は，膀胱炎症状はないことの方が多い ・CVA 叩打痛は「痛み」ではなく，「左右差」を聞くほうが感度は高い ・腎の双手診で圧痛をしっかり確認する（CVA 叩打痛が腎由来の痛みかどうかの確認）のも有用
❷ 急性前立腺炎	・男性の発熱のみをみたら，排尿障害の病歴がとれなくても一度は疑おう．積極的に，でも愛護的に直腸診をしよう
❸ 化膿性胆管炎・肝膿瘍	・Charcot の3徴は，そろわないのが普通（教科書的には3徴がそろうのは約50％とあるが，実際にはもっと低い．なぜなら病院を受診しやすい日本では，疾患のごく初期で患者さんが来院するため） ・右季肋部痛は軽度のことが多く，CVA 叩打痛同様に，"左右差"で季肋部叩打痛を確認しよう

（次ページにつづく）

表2　わずかな陽性所見をひろいあげるコツ（前ページのつづき）

❹ 感染性心内膜炎	・peripheral sign（末梢塞栓症状）はどれも感度は10〜20％程度（特異度は90％以上），"疑いの目"以外で見つけることは不可能 ・心雑音の感度は50％程度といわれているが，疑って聞かなければ数％にも満たないと思われる ・心不全の患者に，局所所見がはっきりしない発熱があると思ったときは感染性心内膜炎も同時に疑う
❺ 蜂窩織炎	・初期はなぜか皮膚所見を言ってくれないことが多いので，熱のみでも closed question で聞くようにする（例：「皮膚が赤くなっているところなんてないですヨネ」）
❻ キャンピロバクター腸炎	・初日は高熱のみで，翌日から消化器症状が典型である．初日に高熱のみでこられると難しいが，「高熱先行＋軽度の消化器症状（特に下痢）」にも注意すること．高熱のみでも食事の病歴にも気を配ること

上級医のコツ

「患者さんのわずかな陽性所見も見逃すまい！」という姿勢になれるかどうかで，病歴聴取・身体所見の感度は大きく変わり，ひいては感染臓器が同定できるかどうかに大きく影響するのです．

4 感染臓器を同定するためのコツ–3

どうやっても臓器が同定できない場合はどうするか？

再度，病歴や身体所見をとり直しても，臓器を同定しきれない場合があります．「病初期故に感染臓器の所見に乏しいから」という場合だけでなく，重症患者の場合などは，最初は「感染臓器をひとつに絞りきれない」ということもあります．

前者のように，一生懸命がんばっても臓器が同定できない場合は，症状や身体所見がはっきりしなくても，やはり頻度の高いものはチェックしておくことが重要です．特に肺と尿路は市中・院内問わず，きわめて頻度の

高い感染臓器であり，悪寒戦慄の病歴がある場合や，基礎疾患がある場合，重症感がある場合などハイリスクの患者では，胸部X線と尿検査はチェックしておくことをお勧めします．

　後者のように感染臓器が同定できず，可能性として臓器がひとつに絞りきれなかったとしても，血液培養を2セット提出し，考えられる感染臓器からの培養も可能な限り提出できていれば，ハイリスク患者での広域抗菌薬開始は日常臨床ではきわめてまっとうな判断であると考えます．このような場合はむしろ感染臓器をひとつに絞ることが致命的になりうることもあるので注意しましょう．ただし，全身状態がよく，患者さんと相談のうえで待つという選択枝をもてるのであれば，血液培養を提出のうえアセトアミノフェンのみで数日間，感染臓器の症状が出ないかに細心の注意を払ってclose follow-upすることも勇気はいりますが大切な決断です．

　上記の**Case**は，翌日，腎盂腎炎による敗血症性ショックとなって救急車で運ばれてきて，血液培養から大腸菌が検出されました．本人からは，初日の救急受診時にも右の背部の違和感はあったとのことです．嘔気も腎盂腎炎に伴うものであったと思われます．

つまずきポイント

重症患者では，臓器を絞りすぎることもリスクを伴います．しっかり感染臓器を検討し鑑別疾患をあげられていて，適切な培養が提出されているのであれば，広域抗菌薬開始も立派なアセスメント/プランです．

まとめ

① 「悪寒戦慄」の病歴がとれたら，感染臓器を同定できるまでは患者さんを帰さないくらいの意気込みで
② 熱以外に「症状がない」のではなく，「症状に乏しい」という疑いの目で再度診察を
③ 「適切な鑑別＋適切な培養提出」ができていれば感染臓器が1つに同定しきれなくても治療開始はやむなし

参考文献
1) 大曲貴夫:「ホントのところがよくわかる感染症診療ベーシック・アプローチ」, pp.32-33, 文光堂, 2007
2) Tokuda, Y. et al. : The degree of chills for risk of bacteremia in acute febrile illness, Am. J. Med., 118 : 1417.e1-1417.e6, 2005

Profile

岸田直樹(Naoki Kishida)
静岡県立静岡がんセンター感染症科.
東京工業大学理学部中退, 旭川医科大学医学部卒業. 手稲渓仁会病院初期研修, 総合内科・医学教育フェロー修了.
専門は総合内科, 感染症.
自分の医学教育のコンセプトは、「自分が"面白い！なるほど！"と思った臨床の面白さを、ぜひ臨場感あふれる形で伝えたい」ただそれだけです.「良き医学生・研修医教育が最も効率的な医療安全」と思っています.

Column

"ではの守(かみ)"にはご用心

臨床感染症は、日本ではここ数年で大きく飛躍してきている分野であることは間違いないと思います. そのため, きちんと勉強すればするほど, 著名な教科書と現場が乖離していることが多く, 研修医は日々苦悩するものです. 特に抗菌薬の投与量, 投与間隔などはまだまだ現場では慣れていないところも多く, 同僚医師・看護師との衝突の原因になりかねません. まじめな研修医ほど「何が正しいのか？」と自問自答し, 不安にすらなっているのを見かけることもしばしばですが, それは研修医としてはきわめて正常な反応であると思います.

時に, 自分を"絶対正義"と位置づけて上司・看護師と喧嘩をしている研修医も見かけますが, それは間違いです."正しい医療＝必ずしも誰もがすぐに受け入れるものではない"ということを知り, Goalは目の前の一人ひとりの患者さんであることさえはずさなければ, 現場での対処法はおのずと見えてくると思います. 医療従事者どうしのコミュニケーションにも配慮できるような医師になってください. がんばってください.

第2章 初期評価からエンピリックセラピー決定まで

Q4 血液培養の正しい取り方（手技）がよくわかりません

好気，嫌気ボトル1本ずつの採血ではなぜ不十分なのでしょうか？

Case
研修医A「B先生，血液培養で表皮ブドウ球菌が検出された患者がいるんです」
上級医B「コンタミ（コンタミネーション）の可能性もあるね．血液培養ボトルの何本のうち何本が陽性になったんだい？」
研修医A「好気，嫌気ボトルを1セット採血したうちの1本です！」
上級医B「…．A先生が採血したの？」
研修医A「はい！患者が動いて取りにくいものですから，鼠径部からやっとのことで取りましたよ．中心静脈カテーテルも入っているし，カテーテル関連菌血症としてもう抗菌薬は始めています！」
上級医B「うーん．悩ましいことになったねえ」

1 適切な血液培養採取とは？

　血液培養（以下，血培）は感染症診療における重要な検査の1つです．まず菌血症・敗血症の診断のゴールデンスタンダードですね．また，血液以外で細菌培養検体を得ることが難しい疾患（例：感染性心内膜炎，骨髄炎）の診断には不可欠です．さらに感染臓器や起因菌が不明な場合，血培だけが唯一の手がかりとなることも稀ではありません．また，感染臓器や起因菌がわかっている場合でも，血培が陽性となるかどうか（つまり菌血症を合併しているかどうか）は治療期間を決定するうえで有用な情報となります．

　その一方で，血培が適切に採取されなければ臨床判断を悩ませることにもなりかねません．その悩みの原因になるのが**コンタミネーション**です．主に表皮常在菌によって起こる血液採取時の検体汚染であり，真の菌血症を

表1 血培を「適切に」採取しなければならない理由

❶ 検出率の向上
❷ コンタミネーション率の低下
　・起因菌かどうか，治療対象とすべきかの判断の悩みと誤りを回避する
　・検査室の不要な業務増加を防ぐ
　・不要な医療費の削減
❸ 血液曝露の回避

示すものではありません．血培から検出した菌がコンタミネーションであれば治療の必要はありませんが，コンタミネーションかどうか判断するのが臨床的に難しいことがあります．誤った判断をすれば無駄な治療を行うことになります．またコンタミネーションを起こせば細菌検査室は必要のない検査を行うことになり，無駄に時間や労力，費用を失うことになります．

血培を「適切に」採取しなければならない理由を**表1**にまとめています．コンタミネーションを防ぎつつ検出率を向上させること，そして採血者自身の血液曝露を防ぐことが重要なポイントになります．

2 血液培養はなぜ2セット採取するのか？

血培では好気ボトルおよび嫌気ボトルにそれぞれ採取した血液を注入して「1セット」と考えます．1セットだけの採取では十分な検出率が得られません．また皮膚の常在菌が検出された場合，コンタミネーションとの区別が困難になります．2セットを採取すれば検出率を上げることができるばかりでなく，培養されてきた本数を参考にしてコンタミネーションらしいか，それとも真の起因菌であるかどうか判断しやすくなります．例えば2セット（4本）のボトルのうち1本だけ表皮ブドウ球菌が検出された場合，コンタミネーションらしいと推定することができます．しかし**Case**のような場合，1セット（2本）のうち1本だけの検出では，判断が難しくなります．さらに心内膜炎など持続的菌血症を起こす疾患を疑っている場合は，時間をあけて最低でも3セットは採取するのがよいでしょう．

> **上級医のコツ**
>
> 小児が菌血症を起こす場合，成人よりも血液中の菌量が多いので少量の血液検体で起因菌を検出できるといわれています．採血量を少なくするためにも，小児用血液培養ボトル1本にだけ検体を確保します．しかし、培養陽性となった場合，コンタミネーションかどうかの判断が難しいことも少なくありません．

3 血液培養の適切な取り方

　表2に当院での具体的な血培採取方法をまとめています．動脈，静脈で検出率に差はないので，疼痛の少ない静脈を選択しましょう．採血はなるべく上肢で行います．**一般的に下肢は上肢に比べて不潔であり，特に鼠径部は避けるべきです**．末梢静脈ラインが確保されている四肢もラインからのコンタミネーションの恐れがあるので避けるべきですが，やむをえない場合は点滴部位よりも末梢から採血しましょう．2セット採取する際，それぞれ異なる採血部位を使用しますが，なるべく異なる四肢を選びます．

　採血する前の消毒には，一般的に70％アルコールとポビドンヨードを用います．まず目に見える汚れを落としてから，採血部位を中心に円を描くように直径5 cm以上の範囲を消毒します．**ポビドンヨードの消毒効果は乾燥後に発揮される**ため，乾燥してから採血しましょう．コンタミネーションを極力防ぐために，当院では血培採取時には滅菌手袋を着用することにしています．必要な採血量は使用する血培ボトルによって異なりますが，一般的に血培ボトル液の1/5〜1/10の血液が必要です．血液量が少なすぎたり多すぎたりすると検出率が低下します．末梢静脈ラインの確保や中心静脈ライン挿入などの煩雑な手技と同時に血培を採取すると，コンタミネーションの機会を増やすと考えられるので避けましょう．

　血液採取時の針刺しを減らすために，当院では安全装置付きの翼状針を導入しています．また，採血した血液を血培ボトルに分注する際にも針刺しが生じうるので，分注不要な真空採血キットとそれに対応した血培ボトルを導入しています．

　また，適切な血培採取ができているかどうかチェックするシステムも重要です．当院ではコンタミネーションの発生率を細菌検査室が部署に分け

表2　適切な血液培養採取の方法

❶ 患者に検査の説明をする	
❷ 道具の準備をする （図1参照）	・滅菌手袋（c） ・70%アルコール綿（d），ポビドンヨード付き綿球（b），滅菌摂子（a） ・真空採血セット（安全装置付き翼状針，アダプター）（e） ・血液培養ボトル（成人：好気／嫌気2本ずつ）（f） ・駆血帯
❸ 採血部位を消毒する	・目に見える汚れを落とす ・70%アルコール綿で消毒後，ポビドンヨードで消毒する ・中心から外側に向けて円を描く（直径5cm以上）×2回
❹ 採血を行う（図2参照）	・採血はポビドンヨードが乾燥してから行う ・滅菌手袋を着用する ・安全装置付き採血針および真空採血セットを使用する ・アフターケアを忘れない（ポビドンヨードをぬぐい去り，止血確認する）
❺ 血液培養ボトルに血液検体を注入する	・ボトルゴムの消毒をしておく（アルコール綿） ・嫌気ボトルに空気を入れない ・ボトルに入れる適切な血液量を守る（5mL前後）

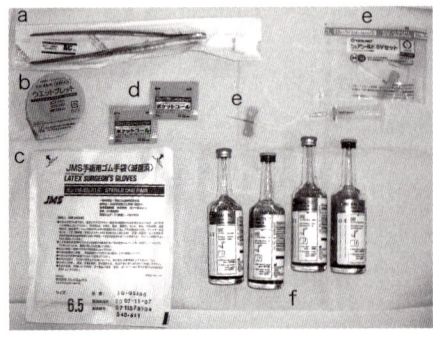

図1　血液培養採取時に準備するもの
（巻頭カラー口絵1参照）

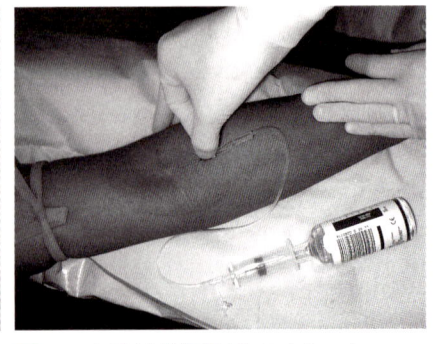

図2　血液培養採取時の1シーン
ポビドンヨードが十分乾燥してから穿刺する．もちろん，手袋着用を忘れない
（巻頭カラー口絵2参照）

て毎月報告してくれています．採取された全血培の約1％前後が当院でのコンタミネーション率です．この数字を睨みながら，現在当院では採取前の消毒をアルコール綿のみに省略できるかどうか試みています[1]．

つまずきポイント

嫌気ボトルに空気を注入してしまうとボトル内の嫌気環境が損なわれ，嫌気性菌が検出しにくくなります．採血したシリンジやチューブの内部に残った空気が嫌気ボトル内に入らないように注意しましょう．

まとめ

起因菌の検出率を上げつつコンタミネーションを避けることができるのが，適切な血液培養の採取方法である

参考文献

1) Kiyoyama, T. et al. : Isopropyl alcohol compared with isopropyl alcohol plus povidone-iodine as skin preparation for prevention of blood culture contamination. J. Clin. Microbiol., 1 : 54-58, 2009

Profile

椎木創一（Soichi Shiiki）
沖縄県立中部病院感染症内科.
千葉大学を卒業後，沖縄，京都（舞鶴市民病院），大阪（大阪医療センター）でお世話になりました．
「血培とっておいてよかったですよ」と研修医がしみじみと言ってくれるのを聞くと，少し安心する今日この頃です．

Q5 第2章 初期評価からエンピリックセラピー決定まで
血液培養の適切な採取のタイミングがよくわかりません

指導医は「発熱以外でも取らなくてはならないときがある」と言うのですが，どういうときでしょうか？

Case1

95歳男性．脳梗塞後後遺症により寝返りができず，自宅のベッド上で家族の介助を受けて生活している．来院前日から元気がなくなり，食事を摂らなくなった．来院時，血圧76/40 mmHg，脈拍120/分，呼吸数30/分，体温35.5℃．呼びかけに対して応答しない．
指導医B「A先生，採血するときに血液培養も採取しておこう」
研修医A「…はい（発熱もないのに血液培養を取る必要があるのかな？ 採血も難しそうだし，患者さんに負担にならないかな…）」

　血液培養（以下，血培）は菌血症を疑うときに採取すべき検査です．しかし菌血症であるかどうかを血培以外の臨床所見や検査で確定する方法はありません．菌血症の疑いをもったら積極的に採取する姿勢が必要です．**表1**に血液培養をとるべき状況をまとめています[1]．特に体が震えて止まらないほどの悪寒戦慄がある場合は菌血症を引き起こしている可能性が高いので，一刻も早く血培を採取しなくてはなりません[2]．発熱は悪寒戦慄の後に出現することも珍しくありません．また高齢者や免疫不全者（腎不全，糖尿病，免疫抑制剤使用者など）は明らかな発熱もないまま菌血症を起こしていることがあります．つまり**発熱はなくとも血培を採取すべきときがあるのです．**

　抗菌薬投与を1回でも行えば血培での起因菌の検出率は激減します．したがって**血培で起因菌を検出するためには，抗菌薬投与の前に採取する**ことが重要です．血培採取に禁忌はありませんので，入院加療を要するような発熱疾患や静注抗菌薬を投与しなくてはならない状況であれば，治療開始前に積極的に血培を採取しておくべきでしょう．

表1 血液培養を取るべきとき

- ❶ 菌血症を疑う症状
  - ・高熱あるいは低体温
  - ・悪寒戦慄
  - ・低血圧
  - ・頻呼吸
- ❷ 白血球増多（左方移動）または説明のつかない顆粒球減少
- ❸ 体調の変化をきたした老人
- ❹ 腎不全，糖尿病，免疫抑制剤使用者などの発熱や変調時

上級医のコツ

悪寒戦慄でガタガタ震えている患者から採血するのは困難です．解熱薬（アセトアミノフェンなど）で症状を治めてからすみやかに採取する方が安全で確実です．

Case2

74歳女性．生来健康で病院にも通っていない．腰痛を主訴に救急室受診．このとき体温は37.4℃．
研修医A「発熱の原因がよくわからないな．高齢だしB先生に言われたように念のため血培は取っておこう」
翌日，研修医Aは血培で黄色ブドウ球菌がボトル4本中4本から検出されているとの報告を受けた．患者は腰椎骨髄炎疑いで入院となった．
上級医B「A先生が血培を早いうちに採取していたからすみやかに診断できたね！」

　感染症の治療を行うためには，感染臓器と起因菌を決定することが特に大切です．しかし感染臓器が判然としない場合も少なくありません．その場合，細菌培養検体を採取することが難しくなります．その点，血培はどのような感染臓器が疑われていても採取することができます．さらに血培で検出された起因菌の種類によって，感染臓器を推定することができることもあります．**Case2**のように腰痛があり血培で黄色ブドウ球菌が検出されたのであれば，骨髄炎を鑑別疾患に入れる必要があります．もし血培から黄色ブドウ球菌や連鎖球菌が連続的に繰り返して検出されれば，感染性心内膜炎を念頭においてワークアップする，という指標が得られます．

まとめ

① 血液培養の採取が必要なのは発熱時だけでなく，悪寒戦慄を訴える患者，体調変化を訴える高齢者や免疫不全者も含まれる
② 発熱の原因を解明する手がかりとして，血液培養が「最後の砦」になることがある

参考文献

1) 遠藤和郎：起因菌検出のために-血液培養の意義と方法．medicina, 36 (1)：16-17, 1999
 ↑血液培養についての重要な事項がまとめられている．
2) Tokuda, Y. et al.：The degree of chills for risk of bacteremia in acute febrile illness. The American Journal of Medicine, 118：1417. e1-1417. e6, 2005
 ↑悪寒戦慄（shaking）が菌血症を推定するよい指標となりうることを示した研究．

Profile

椎木創一（Soichi Shiiki）
沖縄県立中部病院感染症内科．
Q4参照．

Q6 第2章 初期評価からエンピリックセラピー決定まで
グラム染色の意義と，その読み方を簡単に教えてください

グラム染色の読み方にはコツがありますか？

Case

救急外来にADLはもともと寝たきりの85歳女性が3日前から食欲低下，本日からの発熱，を主訴に家族と一緒に来院した．15年前に脳梗塞になってから，自分で食事は摂れず，家族やヘルパーに介助してもらいながら食事を食べていた．
家族からの情報ではときどきむせこむことはあったらしい．デイケアを利用しているが，そこで風邪が流行っていた，という．
バイタルサインは血圧126/72 mmHg，脈拍118/分，体温38.1℃，呼吸数24回/分．意識は清明．
身体所見では，右下肺野にcrackleを聴取した．右の腰も叩くと痛がるようだ．病歴と身体所見からは，下気道感染や尿路感染症が疑わしい．
困ったことに検査の機械が壊れており，復旧に数時間かかるようだ．胸部X線も技師さんが忙しく，すぐに撮れない，という．
「うーん，困ったなあ．肺炎もありそうだけど，尿路感染症かもしれないなあ．でも検査ができないんじゃあなあ」
研修医Aさんは指導医に相談し，彼から喀痰，尿のグラム染色を見るように言われた．

1 グラム染色とは？

　グラム染色とは，デンマークの学者ハンス・グラムによって発明された，細菌類などを色素によって染色する方法の1つで，細菌を分類する基準の1つとして用いられています．グラム染色によって，細菌類は，グラム陽性細菌とグラム陰性細菌の2種類に大別されます．グラム陽性細菌とは，グラム染色によって紫色に染まるもの，グラム陰性細菌とは，紫色に染まらず赤く見えるものです．このような染色性の違いは，細胞壁の構造の違い

によるものと考えられていますが，細胞壁の構造の違いは，両者が生物学的に大きく違うことを反映していることから，グラム染色は細菌を分類するうえで重要な手法になっています（Wikipedia：http://ja.wikipedia.org/ より改変引用）．

2 グラム染色を自分で直接確認することは大事である！

臨床現場でのグラム染色には多くの利点があります．すなわち，

- すぐに確認できる（検体をすばやく確認）
- 炎症の程度（検体の質，内容の確認）がわかる
- 細菌がいるのか，どうか（貪食されているのか）がわかる

培養検査で原因微生物を同定するのはもちろん大事ですが，培養検査で結果が返ってくるまで，どのくらいかかるでしょうか？

グラム染色を自分で行い，実際に顕微鏡で確認することは約15分でできます．短い時間で上記のような臨床感染症に必要な情報を迅速に知ることができます．

では，実際に見てみましょう（図1）．

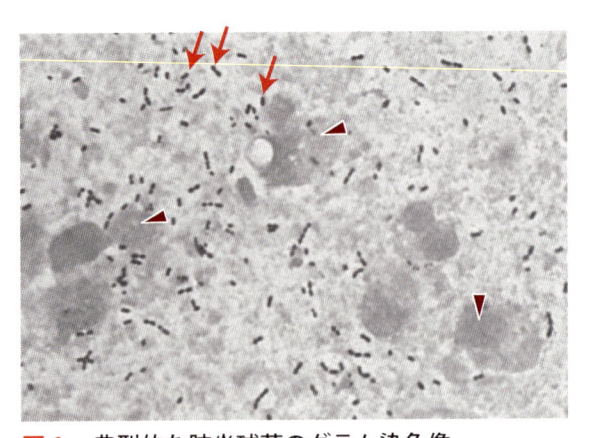

図1　典型的な肺炎球菌のグラム染色像
→：肺炎球菌，▶：好中球（赤く見える）．巻頭カラー口絵3参照

表 1　Gecklerの分類

群	1 視野：100 倍あたりの細胞数	
	好中球	扁平上皮細胞
1	< 10	> 25
2	10 ～ 25	> 25
3	> 25	> 25
4	> 25	10 ～ 25
5	> 25	< 10
6	< 25	< 25

文献 1 より引用改変

3 グラム染色の読み方

　まず大事なのは，白血球が存在するかどうかを確認することです．特に喀痰ではGecklerの分類（**表1**）がよく知られています．この意義としては，喀痰の顕微鏡的な質の評価です．その後の培養結果にも影響し，ここで正しく採取されたか，感染症の評価に値するか，検討します．

《検体の見方》

❶ まずは弱拡大で検体全体を眺めながら，好中球がどのくらいいるのか，探す．このときに扁平上皮細胞がどのくらいいるのか，Geckler分類でどれにあたるのか把握する（30秒）．

❷ 1,000倍の強拡大で好中球の多い部位を探す．このときに着目すべきは白血球とともにたくさん見られる細菌を探すことである．貪食されている細菌があればさらに原因菌と考えやすい（貪食像は必須ではない．また，肺炎球菌は莢膜を伴っており，莢膜を伴う細菌は貪食されにくい，と考えられている）．

　逆に，グラム染色で好中球を認めない場合は検体としては質の悪いものになります．扁平上皮細胞が多く見える場合は，口腔内の細胞や細菌を含んでいると解釈できます．そのような場合は肺炎の原因微生物が含まれないので，その後の培養結果を含め，診療には有用ではない，と解釈できます．
　症例に戻ります．

> **Case'**
> 喀痰のグラム染色をしたところ,扁平上皮細胞はほとんど見えない,良質な痰だった(技師さんに確認したところ,Geckler5群,とのこと).
> 強拡大では先の**図1**に呈示したような典型的なグラム陽性双球菌が多数認められ,好中球に貪食されていることが確認された.指導医に見てもらい,「これは肺炎球菌かな.肺炎の治療を始めようか」ということになった.
> ちなみに尿のグラム染色は白血球,細菌ともに何も見えなかった.
> 研修医Aさんは,市中肺炎を考え,セフトリアキソンによる治療を開始したところ,2日後から解熱.3日後には培養結果がペニシリン感受性肺炎球菌と判明した.

まとめ

① グラム染色は臨床現場で感染症かどうかを判断するための強力な手段である
② グラム染色の意義は現場に存在する.現場で迅速かつ手軽に施行できることがこの検査を有用にしている

参考文献

1) Geckler, R. W. et al. : Microscopic and bacteriological comparison of paired sputa and transtracheal aspirates. J. Clin. Microbiol., 6 : 396-399, 1977
   ↑亀田総合病院の感染症Dr. Gremillion先生も共著の論文.これがGeckler分類のもととなっている.亀田総合病院ではGremillion分類と呼ぶべきか検討中.

Profile

岩渕千太郎(Sentaro Iwabuchi)
国保旭中央病院感染症内科.
目の前には未解決の感染症の問題が山積みです.一生勉強していかないと,と気持ちを新たにして頑張っています.最近は,ウェブから手に入る膨大な医学(およびそれ以外の)情報をどのように効率良く情報収集,整理,活用していくことができるか工夫中です.十年一昔,随分便利になった分,手に入る情報も多量になり,どう自分で使いこなすか,というのが大事になってくると考えてます.

細川直登(Naoto Hosokawa)
亀田総合病院総合診療・感染症科,臨床検査科.
岩渕先生とタッグを組んでフェローの皆さんと毎日楽しく仕事しています.毎日おなかいっぱいになるくらいいろんなイベント目白押しです.千里の道も一歩から.毎日少しずつ進歩しようと思ってます.

第2章 初期評価からエンピリックセラピー決定まで

Q7 感染性疾患の重症度はどのような モノサシでみればいいのですか？

「CRPが15もあるから重症ですよね？」

Case

67歳男性，2，3日前からの発熱，咳，痰を主訴に救急外来を受診した．右下肺野でラ音を聴取する．X線でも同部位に浸潤影があった．グラム染色をすると白血球に貪食されたグラム陽性双球菌が多数みられた．

研修医：先生，肺炎だと思うんですけど，抗菌薬は何を使ったらいいですか？

上級医：**感染症の治療をする際には「どんな微生物」が「どういう患者のどの臓器」に感染を起こしているのかを考えるのが大事**だったね．

研修医：ええと，この患者さんは自覚症状，診察所見，X線所見からおそらくは肺炎（感染症がおきている臓器は肺）だと思います．グラム染色所見から原因になっている菌は肺炎球菌でしょうか．

上級医：じゃあ，何を使ったらいいと思う？ サンフォードを見る練習をしてみようか．

研修医：（もったいぶらずに教えてくれればいいのに）はい，肺炎球菌にはペニシリン系，セファロスポリン系，フルオロキノロン系，マクロライド系，ドキシサイクリン，カルバペネム系，バンコマイシンが効くって書いてあります．でもどれを選んだらいいんでしょう？ やっぱりここは，ズバッとカルバペネムですかね？

上級医：ズバッとってなんだ？ こういうときは，感染症診療のもう1つの軸である「重症度」を考えるといいよ．この患者さんの重症度はどれくらいかな？

研修医：えっ！？ やっぱりCRPが15もあるから重症じゃないですか？？？

上級医：CRPはよく使われているけど，実際重症度を反映するというデータは乏しいんだよ．2000年の日本呼吸器学会の肺炎のガイドラインの重症度分類では，CRPも使われていたけれど，これは実際の重症度とあまり相関がなかったということで，2005年の新しい市中肺炎ガイドラインでは削除されているよ．

研修医：へえ．そうなんですか．じゃあ，重症度っていったいどうやってみればいいんですか？

1 『やばい！』を数値化して客観的に示すバイタルサイン

上級医：例えば，この患者さんのバイタルサインが以下の3通りのようだったらどうだろうか．重症度はどんな順番になるかな？

① 血圧120/70 mmHg，脈拍80回/分，呼吸数16回/分，SpO₂ 96％（room air），意識清明
② 血圧130/80 mmHg，脈拍98回/分，呼吸数24回/分，SpO₂ 86％（room air），意識清明
③ 血圧80/50 mHg，　　　脈拍130回/分，呼吸数36回/分，SpO₂ 80％（room air），意識状態も悪い

研修医：そうですね．③＞②＞①の順番で重症だと思います．

上級医：その通り．じゃあ，いったいどうやってそれを判断したの？

研修医：それは…．③はなんかやばそうですよ．

上級医：まあ，一目見れば感覚的にやばそうだよね．この「やばい！」というのを数値化して誰にでもわかるように表しているのがバイタルサインなんだよ．**バイタルサインは感染症に限らず，重症度を数値化して測るのにとてもいいモノサシになるんだ**．さっきのケースの治療を考えてみると，③はショック状態で，低酸素血症もひどい，意識状態も悪いので，髄膜炎の合併も考えないといけない．当然集中治療室レベルでの治療が必要だ．抗菌薬も絶対に外せないので，耐性菌も考慮した処方を考えないといけない．②はそこまで悪くはないけど，酸素吸入が必要だから入院が必要だ．でも，割と落ち着いていそうだから一般病室でよいだろう．①は一番軽症で外来治療でもいいかもしれない．となると治療には経口薬を

選ぶ必要がある．あたりまえのことのように聞こえるかもしれないけれど，これらをきちんと客観的にわかるように表現するにはバイタルサインはとても大事になるね．普段はあまり意識せずにバイタルサインをみているかもしれないけれど，これからは意識的にバイタルサインに注目してみると，重症度の見極めがしやすくなるよ．

研修医：ふーん．そういうものですか．

2 敗血症はバイタルサインで見極めよ

上級医：感染症の治療を行ううえで，患者が敗血症か否かを見極めるのが第一歩になるけど，じゃあ敗血症はどうやって診断したらいいと思う？

研修医：先生の普段の口癖のようにやっぱり血液培養ですか？

上級医：うん．血液培養はもちろん重要で，抗菌薬開始前にはぜひ採取しておきたい．でも，残念ながらその場では結果はわからず，陽性になるまで半日から1日かかってしまう．実は，**敗血症はバイタルサインで診断する**ものなんだ．敗血症の定義をおさらいすると，SIRS（systemic inflammatory response syndrome：全身性炎症反応症候群）の原因が感染症のものを"sepsis"と呼ぶ[1]．この定義では血液培養陽性を必ずしも必要としない．これにあたる日本語は「敗血症」で，以前は日本語で「敗血症」というと菌血症を伴うものという条件が必要だったけど，最近では，日本救急医学会の定義も国際的な定義にすりあわせられていて，同義語として用いられる[2]．SIRSの基準は以下の通りで，4項目のうち2項目以上満たす場合をいう．

＜SIRSの基準＞
① 体温　　＞38℃ または ＜36℃
② 脈拍　　＞90回/分
③ 呼吸数　＞20回/分 または $PaCO_2$ ＜32 Torr
④ 末梢血白血球数 ＞12,000/μL または ＜4,000/μL，あるいは未熟な桿状好中球が10％以上

4項目のうち，実に3項目がバイタルサインであることからわかるように，敗血症の診断はベッドサイドでも十分可能なことが多いんだよ．ただし，この基準の特異度は高くなく，インフルエンザなどのウイルス感染症でも満たしてしまうことがあるけどね．このうち比較的特異的なのは頻呼吸かな．初期の敗血症の唯一のサインが頻呼吸のこともあるから，原因のわからない頻呼吸の患者さんをみたら，敗血症の前触れかもしれないと思うことはとても大事だよ．

3 その他の重症度判定に役立つ基準

研修医：バイタルサインのほかには，重症度を判定するのに役立つものはありますか．

上級医：そうだね．例えば，MedCalc3000[3]に掲載されている感染症領域の予後予測に関するものをざっと書き出してみると以下のようになる．

- Community Acquired Pneumonia Severity Scale：
 市中肺炎の重症度評価（いわゆるPORTスタディ）[4]
- CURB-65 Pneumonia Severity Score：
 英国の市中肺炎の重症度評価[5]
- MEDS Score：Mortality in ER Sepsis：
 救急外来での敗血症の死亡率[6]
- Pneumonia Mortality Predictor In the Elderly：
 高齢者の肺炎死亡率予測[7]
- Pneumonia Mortality Prediction in Nursing Home Patients：
 老人介護施設入所患者の肺炎死亡率[8]

これらに出てくる項目を整理してみると，

- **患者背景**：年齢，老人介護施設入所，悪性疾患，肝疾患，鬱血性心不全，脳血管障害，腎疾患，終末期疾患，BMI，活動スコア，意欲の減退
- **バイタルサイン**：頻呼吸，低血圧，低体温または高体温，頻脈，意識障害，低酸素血症
- **血液検査**：pH，BUN，血清Na，血糖，ヘマトクリット，PaO_2，血小板減少，桿状好中球増加，リンパ球絶対数
- **画像検査**：胸水

といった具合になる．

研修医：へえ，やっぱりバイタルサインは大事そうですね．基礎疾患や年齢も影響するし，血液検査では血算や生化学検査のうち基本的なものでも意外と役に立つんですね．

上級医：その通り．さすが教え方がいいから飲み込みも早いね．

研修医：ところで，さっきの肺炎の患者さんはどうしましょうか．

上級医：そうだな．PORTスタディで重症度のスコアリングをしてみようか（**表1，表2**）．

Case'

特に基礎疾患のない67歳男性で，バイタルサインは血圧130/80 mmHg，脈拍98回/分，呼吸数24回/分，体温38.5℃，SpO_2 86％（room air），意識清明．検査所見では動脈血pH 7.39，PaO_2 55 Torr，BUN 25 mg/dL，Na 140 mEq/L，血糖146 mg/dL，ヘマトクリット45％，X線で胸水貯留あり．

研修医：年齢で67点，低酸素血症で10点，胸水で10点で合計87点です．クラスIIIで短期間の入院が勧められています．

上級医：よくできました．中等症の肺炎球菌肺炎だったら，入院してビシッとペニシリンGで治療してみようか．

研修医：ビシッとって，なんですか？

表1 PORTスタディ[4)]によるスコアリング

背景		身体所見，バイタルサイン	
・年齢： 　男性（50歳以上）　年齢数 　女性（50歳以上）　年齢数−10 ・老人保健施設入所　　+10		・意識障害 ・呼吸数：30/分以上 ・収縮期血圧：90 mmHg未満 ・体温： 　35℃未満または40℃以上 ・脈拍数：125/分以上	+20 +20 +20 +15 +10
合併症		検査値	
・悪性腫瘍 ・肝疾患 ・鬱血性心不全 ・脳血管障害 ・腎疾患	+30 +20 +10 +10 +10	・動脈血：pH 7.35未満 ・BUN　：30 mg/dL以上 ・Na　　：130 mEq/L未満 ・血糖　：250 mg/dL以上 ・ヘマトクリット：30％未満 ・PaO_2　：60 Torr未満 　（SpO_2 90％未満） ・胸水あり	+30 +20 +20 +10 +10 +10 +10

表2　PORTスタディによるスコアのクラス分けと死亡率

クラス	表1の合計点数	死亡率	治療場所
I	＊	0.1%	外来
II	70点以下	0.6%	外来
III	71〜90	2.8%	短期入院
IV	91〜130	8.2%	入院
V	131以上	29.2%	入院

＊以下のいずれにも当てはまらなければ，クラスIと分類する．1つでも当てはまるようであれば，**表1**によるスコアリングを行う．

- ・50歳以上
- ・悪性腫瘍
- ・鬱血性心不全
- ・脳血管障害
- ・腎疾患
- ・肝疾患
- ・意識障害
- ・脈拍125回/分以上
- ・呼吸数30回/分以上
- ・収縮期血圧90 Torr未満
- ・体温35℃未満または40℃以上

まとめ

① 重症度はバイタルサインで数値化することによって判断しやすくなる
② 敗血症はバイタルサインで診断する

参考文献・Webサイト

1) American College of Chest Physicians/Society of Critical Care Medicine Consensus Conference : definitions for sepsis and organ failure and guidelines for the use of innovative therapies in sepsis. Crit. Care Med., 20 : 864–874, 1992
2) 日本救急医学会医学用語解説集：
http://www.jaam.jp/html/dictionary/dictionary/word/0130.htm
3) MedCalc3000：http://medcalc3000.com/
4) Fine, M. J. et. al. : A prediction rule to identify low-risk patients with community-acquired pneumonia. NEJM, 336 : 243–250, 1997
5) Lim, W. S. et al. : Defining community acquired pneumonia severity on presentation to hospital : an international derivation and validation study. Thorax, 58 : 377–382, 2003
6) Shapiro, N. I. et al. : Mortality in Emergency Department Sepsis（MEDS）score : a prospectively derived and validated clinical prediction rule. Crit. Care Med., 31 : 670–675, 2003
7) Ewig, S. et al. : Comparative validation of prognostic rules for community-acquired pneumonia in an elderly population. Eur. Respir. J., 14 : 370–375, 1999
8) Mehr, D. R. et al. : Predicting mortality in nursing home residents with lower respiratory tract infection : The Missouri LRI Study. JAMA, 286 : 2427–2436, 2001

Profile

山本舜悟（Shungo Yamamoto）
亀田総合病院総合診療・感染症科医長.
2002年京都大学医学部卒業, 麻生飯塚病院で初期研修後, 洛和会音羽病院総合診療科勤務を経て, 亀田総合病院で感染症科フェローシップを修了, 2009年4月より現職.
ブログ（今にも落ちて来そうな空の下で）：
http://blog.livedoor.jp/kmcid929/
症例は架空のものであり, 実際の救急外来ではこんなにのんびりしていません.

Q8 第2章 初期評価からエンピリックセラピー決定まで

起因菌（微生物）が同定できるまでの間は，抗菌薬をどのように選択すればいいのでしょうか？

エンピリックセラピーとはどのような治療なのでしょうか？

Case
ある研修医の疑問
20歳男性．生来健康で，医療機関受診歴もなし．発熱，頭痛，意識障害を認め，救急外来を受診．細菌性髄膜炎を疑った．上級医にコンサルトすると，重症感染症なのでメロペネムで治療を開始するようにとのこと．抗菌薬の選択はこれでよいのでしょうか．

1 はじめに

1）まず抗菌薬を投与することが有用なのかどうかを考える

本症例のように，発熱は外来，院内を問わず，よくみられる訴えであり，原因が感染症であることもあります．しかし，**発熱＝感染症ではありません**．発熱がみられた場合，感染症，腫瘍熱，膠原病，薬剤熱などのさまざまな原因が考えられます．

まずは症状や所見，検査結果などから，起こっていることを想定します．**特定の臓器**の，**特定の微生物**による感染症が疑われ，抗菌薬が必要な感染症が想定された場合，エンピリックセラピーが必要かどうかを考えます．

2）エンピリックセラピーとは

エンピリックセラピー（empiric therapy）とは，起因菌が判明するまで抗菌薬の投与を待つべきではない状況で，患者背景，問題となっている臓器，予想される微生物を想定し，微生物の抗菌薬に対する感受性パターン

(local factor）を考慮したうえで，臨床的に有効性が確認されている抗菌薬を起因菌が判明する以前に使用することを言います．

　決して，臓器や微生物が想定されていない状態で根拠なく広域スペクトラムの抗菌薬を用いることではありません．また，いわゆる「予防的に」用いるものでもないことに注意しましょう．なお，「empiric therapy」に対し，問題となっている臓器と微生物が判明したうえで，より特異的な抗菌薬を用いることを「definitive therapy」（最適治療）と言います．

3）「エンピリックに」抗菌薬を投与することが必要か

　抗菌薬が必要な疾患であっても，早急に抗菌薬を投与しなければならない病態であるのか，あるいは，起因菌の同定を待って治療を開始できる病態であるのかを判断する必要があります．

　例えば細菌性髄膜炎が疑われた場合はすみやかに検体を（場合によっては血液培養のみ）とって，抗菌薬投与を開始する必要があります．抗菌薬投与の遅れは致命的になりうるためです．

　一方，臨床的に安定している亜急性感染性心内膜炎の場合，漫然と抗菌薬を投与するよりも，血液培養を採取し，起因菌が同定されてから抗菌薬の投与を行うことが望まれます．抗菌薬治療が必要不可欠な疾患ですが，早急に抗菌薬を投与しなければならない病態ではなく，むしろ，抗菌薬を投与してしまい，起因菌が同定できなかった場合，治療に用いる薬剤や治療期間の選択に難渋することになります．

　すなわち，その疾患が細菌性髄膜炎のように進行が速く，致死的になりうる場合には，「待てない」状況と判断し，培養検体の採取など必要な評価を行ったうえですみやかに治療を開始する必要があります．

　その一方で，その疾患の進行が緩やかで，患者の状態が安定しており，「待てる」場合には微生物や臓器を明らかにしてから最適な治療を行うことができるのです．

　さて，冒頭の症例は細菌性髄膜炎が疑われ，早急に抗菌薬の投与が必要な状況です．それでは抗菌薬はどのように選択すればよいのでしょうか．

2 使用すべき抗菌薬の選択について

　エンピリックセラピーを有効なものにするには，使用する抗菌薬が感染

症を起こしている微生物に有効なものでなくてはいけません．このためにはまず，感染症を起こしている起因菌を想定し，それに有効な抗菌薬を選択する必要があります．

1）起因菌を想定する

起因菌を想定するにあたっては，**患者背景と感染臓器**が手がかりとなります．「Aという背景の人のBという臓器におけるCという微生物による感染症である」ということを意識しましょう．

2）患者背景によって想定すべき起因菌は異なる

冒頭の **Case** は典型的な市中発症の細菌性髄膜炎のケースです．この場合想定すべき起因菌は「肺炎球菌，髄膜炎菌，インフルエンザ桿菌」になります．

一方，市中発症の感染症に比べ，院内発症の感染症の場合では緑膿菌などの抗菌薬に耐性傾向の強いグラム陰性桿菌やメチシリン耐性黄色ブドウ球菌（MRSA）を意識しておく必要があります．

脳外科術後の入院患者が，発熱・頭痛・意識障害をきたした場合も，細菌性髄膜炎が疑われます．しかし，脳外科術後の入院患者であるという背景から，想定すべき起因菌は異なり，「黄色ブドウ球菌，コアグラーゼ陰性ブドウ球菌，緑膿菌を含むグラム陰性桿菌」となるのです．

このように**患者背景が異なると鑑別診断が変わってきます**．患者背景で特に重要なものとしては以下が考えられます．

- 発症の場　　　　：市中，院内
- 免疫不全の有無：好中球減少，細胞性免疫不全，液性免疫不全，脾摘後，糖尿病など
- その他　　　　　：年齢，基礎疾患，手術の有無，体内異物の有無，抗菌薬使用歴，渡航歴など

3）抗菌薬を決定する

リストアップされた微生物に臨床的に有効なことが示されている抗菌薬を選択します．すなわち，上記の例では「Bという臓器の感染症に有効で，

Cという菌に有効な」抗菌薬を用いることになります．

　冒頭の**Case**では肺炎球菌・髄膜炎菌・インフルエンザ桿菌に対して有効であり，髄液移行性にすぐれていて，これまで得られた知見から有効であると判明している抗菌薬，具体例としては，バンコマイシン＋セフトリアキソンが選択すべき薬剤となります．

　一方，脳外科術後の院内発症の例では，緑膿菌のカバーが必要で，MRSAを含む黄色ブドウ球菌やコアグラーゼ陰性ブドウ球菌に有効である抗菌薬が必要です．そうなると，例えばバンコマイシン＋セフタジジムとなるのです．

3 注意しなければならない点

1）local factor

　検出される菌の頻度や菌ごとの抗菌薬感受性パターンは医療機関で異なり，これを local factor といいます．つまり現在の勤務先で有効な抗菌薬が次の勤務先では使えないということが起こりうるわけです．このため，勤務している医療機関における local factor について知っておく必要があります．

2）歴史的な知見

　多くの感染症にはそれに対し選択すべき抗菌薬が歴史的に決まっています．抗菌薬の選択の間違いが致命的となるような状況で，想定される起因菌に対し *in vitro* では有効であり，実験結果では感染臓器への移行も良いとされる薬剤があったとしても，ほかに，すでに有効であると評価が確立した薬剤があるのであれば後者を用いるべきであり，前者を「効くはずだから使ってみる」ことは避けなければなりません．

3）ガイドライン

　ガイドラインでは歴史的な知見や文献的な情報が整理されており，エンピリックセラピーを行ううえで参考となります．海外で作成されたガイドラインが多く，本邦の実情と合わない点があることを認識しておく必要はありますが，そのうえで参考にすると有用です．

　米国感染症学会（IDSA）による細菌性髄膜炎のエンピリックセラピーに

表1 患者背景と想定される起炎菌，選択すべき抗菌薬

年齢，危険因子など		想定される起炎菌	抗菌薬
年齢	1カ月未満	S. agalactiae E. coli L. monocytogenes Klebsiella sp.	アンピシリン＋セフォタキシム アンピシリン＋アミノグリコシド
	1〜23カ月	S. pneumoniae N. meningitidis S. agalactiae H. influenzae E. coli	バンコマイシン＋（セフォタキシムあるいはセフトリアキソン）
	2〜50歳	S. pneumoniae N. meningitidis	
	50歳以上	S. pneumoniae N. meningitidis L. monocytogenes 好気性グラム陰性桿菌	バンコマイシン＋アンピシリン＋（セフォタキシムあるいはセフトリアキソン）
頭部外傷	頭蓋底骨折	S. pneumoniae H. influenzae A群β溶連菌	バンコマイシン＋（セフォタキシムあるいはセフトリアキソン）
	穿通性外傷	S. aureus, CNS, P. aeruginosa を含む好気性グラム陰性桿菌	バンコマイシン＋（セフェピムあるいはセフタジジムあるいはメロペネム）
脳外科術後		P. aeruginosa を含む好気性グラム陰性桿菌, S. aureus, CNS	
脳室シャント		CNS, S. aureus, P. aeruginosa を含む好気性グラム陰性桿菌, P. acnes	

文献1より引用
CNS：コアグラーゼ陰性ブドウ球菌

ついて**表1**に掲載しました．患者背景，想定すべき起因菌と選ぶべき抗菌薬が記載されています．なお，米国では H. influenzae typeB に対するワク

表2　想定される感染症と培養検体の例

髄膜炎	髄液グラム染色・培養，血液培養
肺炎	喀痰グラム染色・抗酸菌染色・培養，血液培養
感染性心内膜炎	血液培養
カテーテル関連敗血症	血液培養
肝膿瘍	膿瘍ドレナージ液のグラム染色・培養，血液培養
胆管炎	胆汁グラム染色・培養，血液培養
腎盂腎炎	尿グラム染色・培養，血液培養
化膿性関節炎	関節穿刺液グラム染色・培養，血液培養

チンが普及し，インフルエンザ桿菌による細菌性髄膜炎は激減していますが，本邦ではワクチンは普及しておらず，インフルエンザ桿菌は想定すべき起因菌であることに注意する必要があります．

　冒頭の **Case** は市中発症の細菌性髄膜炎で，エンピリックセラピーを行うべき状況です．抗菌薬はメロペネムを使用しています．このときの選択の理由は重症感染症だからカルバペネムという判断ではないでしょうか．

　エンピリックセラピーはあくまでも**想定される菌をカバーする臨床的に最も有効な抗菌薬**を選択するものです．想定される起因菌のうち，ペニシリン耐性肺炎球菌による髄膜炎に対してはバンコマイシン＋セフトリアキソンが必要であり，メロペネムでは**不十分**になります．また，緑膿菌や嫌気性菌は起因菌として想定されず，カバーする**必要はありません**．このケースにおいては，メロペネムは想定される起因菌のカバーが不十分で，また，不必要な菌に対するスペクトラムを有することから，エンピリックセラピーとしては不適切と考えられます．

4 起因菌の同定のために必要な検査は

　エンピリックセラピーを開始したのち，微生物学的な検査結果をもとに最適治療（definitive therapy）を選択します．そのためにはエンピリックセラピーを開始する前に必ず，起因菌を同定するための検体を採取しておく必要があります．想定される感染症と起因菌の同定に必要な検体の例を**表2**に示しました．

　なお，感染症によっては臓器に特異的な検体を採取するのが難しいこと

もあります．例えば胆管炎の場合，胆汁を全例で採取することは困難です．このような場合でも，血液培養が有用であり，約半数で陽性化するとの報告もあります．少なくともエンピリックセラピーが必要な状況であれば，**血液培養は必須**です．

まとめ

Step①：診察を行い，感染臓器を同定する
Step②：患者背景と感染臓器から起因菌を推定する
Step③：推定された起因菌をカバーし，想定された感染臓器に有効な抗菌薬を選択し，エンピリックセラピー（empiric therapy）を行う
Step④：微生物学的な検査結果をもとに最適治療（definitive therapy）を選択する

参考文献

1）Tunkel, A. R. et al. : Practice guidelines for the management of bacterial meningitis. Clinical Infectious Disease, 39 : 1267-1284, 2004
2）青木 眞：「レジデントのための感染症診療マニュアル」，医学書院，2000
3）Mandell, G. L. et al. : Principles and practice of infectious disease 6th edition. Elsevier Churchill Livingstone, 2004
4）Betts, R. F. et al. : A practical approach to infectious diseases 5th edition. Lippincott Williams and Wilkins, 2002
5）急性胆道炎の診療ガイドライン作成出版委員会：「急性胆管炎・胆囊炎の診療ガイドライン 第1版」，医学図書出版，2005

Profile

上田晃弘（Akihiro Ueda）
東海大学医学部付属病院総合内科．
専門：臨床感染症．
北海道大学卒業．神戸中央市民病院研修医，国立国際医療センターエイズ治療研究・開発センターレジデント，静岡県立静岡がんセンター感染症科を経て，2008年度より現職．

Q9 第2章 初期評価からエンピリックセラピー決定まで
特に緊急な対応が必要な感染症とは，どのようなものでしょうか？

具体的な対処法も含めて教えていただけるとうれしいです

1 はじめに

　感染症は，早期診断・早期治療によって予後が左右される代表的な疾患です．なかでもいくつかの感染症は，初期対応が死亡率や合併症に直結しており，迅速な対応が必要です．ここでは各感染症の詳細を述べることはできませんが，初期対応の重要なポイントをご紹介します．

2 特に緊急の対応を要する感染症には，具体的には何がありますか？

まず以下の6つがあげられます．

❶ 細菌性髄膜炎
❷ 硬膜下膿瘍，脊椎硬膜外膿瘍
❸ 壊死性筋膜炎，toxic shock syndrome
❹ 深頸部感染症
❺ 菌血症，血流感染，敗血症，敗血症性ショック
❻ 好中球減少時の発熱

これらはどれも緊急に治療を開始すべき疾患と病態です．
❶ 細菌性髄膜炎は本来無菌であるはずの髄液に細菌感染を起こした状態です．髄液中には白血球，補体，抗体が少ないことから進行が早く，一刻も早く（来院から30分以内に）抗菌薬治療を開始すべきです．
❷ 硬膜下膿瘍，脊椎硬膜外膿瘍は狭い頭蓋内や脊柱管内で膿瘍が増大する

ため，急速な経過で神経が障害されます．不可逆的変化になる前にドレナージと抗菌薬投与を行わなくてはなりません．

❸ 壊死性筋膜炎は，人食いバクテリアの異名で有名なA群β溶連菌をはじめとする溶連菌，黄色ブドウ球菌，*Clostridium perflingens*などによる深部の皮膚軟部組織感染で，時間単位で病変が進展します．抗菌薬治療のみでは死亡率がほぼ100％で，壊死組織を除去しなければ救命ができないため緊急にデブリードメントを行う必要があります．体表からはたいした病変に見えなくても皮下で広範囲に病変が広がっていることが多く，適切な治療を行っても死亡率は24％に及びます[1]．溶連菌や黄色ブドウ球菌の感染に伴うトキシンによる多臓器不全やショックはtoxic shock syndromeと呼ばれ，壊死性筋膜炎に合併することがあります．

❹ 深頸部感染症は，歯性感染症や頸部（咽頭や扁桃など）の感染症が深頸部に波及して発症します．深頸部は重要な構造物（血管，神経，気道など）が密集し，解剖学的に気道閉塞や縦隔炎など重篤な合併症をきたしやすいことから，緊急に画像評価と耳鼻科コンサルトが必要です．場合によっては胸部外科にコンサルトし，ドレナージや気道確保が必要になります．

❺ 入院外来を問わずよく遭遇するのが菌血症，血流感染，敗血症，敗血症性ショックです．敗血症（sepsis）は感染症による全身性炎症反応症候群（systemic inflammatory response syndrome：SIRS）のことで，ショックを合併すると敗血症性ショック（septic shock）と呼びます[2]．これらは感染臓器や病原微生物によらず，重篤な状態であることを意味します（図1）．有効な治療を行っても致死率は高く，敗血症で16％，敗血症性ショックで46％と報告されています[3]．菌血症は血液中に菌がいることを指し，SIRSの有無は問いませんが，敗血症，敗血症性ショックに至る可能性が高い病態です．

❻ 好中球減少時は，自然免疫の代表である好中球の数と機能が不全状態にあります．一刻も早く抗菌薬投与が必要であることはいうまでもありません．

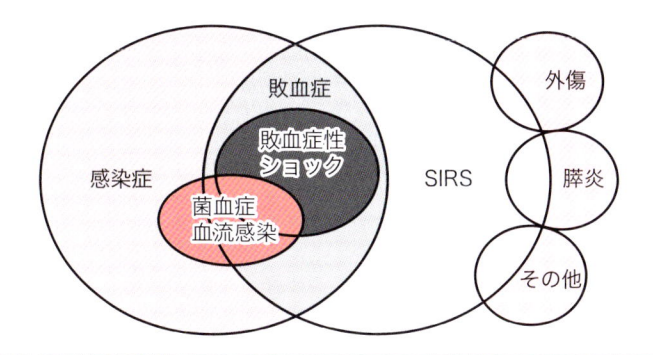

全身性炎症反応症候群 (systemic inflammatory response syndrome：SIRS)	以下の4つのうち2項目を満たす 1. 体温＞38℃または＜35℃ 2. 呼吸数＞20回/分またはPaCO$_2$＜32 Torr 3. 心拍数＞90回/分 4. 白血球数＞12,000/μLまたは＜4,000/μL 　または幼弱白血球（桿状核球）＞10%
敗血症	感染症（もしくは疑い）による全身性炎症反応症候群
重症敗血症	敗血症＋多臓器不全＋循環不全（尿量低下，乳酸アシドーシス，意識障害）
敗血症性ショック	敗血症＋血圧低下（＜90 mmHgまたは平時よりも40 mmHg低い）
菌血症	血液中に菌が証明されること．SIRSの有無は問わない

文献2より引用

図1　全身性炎症反応症候群（SIRS）と敗血症，敗血症性ショック，菌血症の概念図

3 緊急の対応を必要とする疾患をどうやって見分けるのですか？

　ポイントは2つあります．

　1つめのポイントは，全身的な重症感染症の存在を示すサインを知ることです．先に述べた敗血症や敗血症性ショックは重症感染症を意味しています．敗血症やショックの指標であるバイタルサインや白血球数の異常，多

臓器不全，循環不全（尿量低下，乳酸アシドーシス，意識障害），ショック，DIC（disseminated intravascular coagulation：播種性血管内凝固症候群）などは，緊急対応を要するサインです．

> **上級医のコツ**
>
> SIRSの指標になっている体温，心拍数，呼吸回数の3つはバイタルサイン．血圧も含めて，これらはベッドサイドで瞬間的に把握できるものです．「見た目」だけで判断してはいけませんが，診察時に受ける印象（重篤感）も重症度を量るうえで重要です．

2つめのポイントは，各疾患の特徴的所見を頭に入れておくことです．詳細は成書[1]に譲りますが，多くの感染症で見られる発熱，悪寒などの全身症状に加えて，頭痛や嘔吐，意識レベルの低下，髄膜刺激症状などがあれば細菌性髄膜炎や硬膜下膿瘍，四肢麻痺や膀胱直腸障害があれば脊椎硬膜外膿瘍の考慮が必要です．急激に拡大する紅斑や病変部の強い痛み，灰色や紫色の皮膚の色調変化，水泡形成があれば壊死性筋膜炎，頸部の腫脹・圧痛，開口障害・嚥下障害，喘鳴などは深部頸部感染症の診断の参考になります．好中球減少時の発熱は抗癌剤使用中の患者では，常に考慮しなくてはならない病態です．

4 緊急の対応を必要とする疾患の初期治療において大事なことは何ですか？

1）鑑別疾患を広くとり，重要な疾患を見逃さない

意識障害の鑑別疾患には，脳梗塞や脳出血，髄膜炎，電解質や血糖異常，心筋梗塞やその他，鑑別すべき重要な疾患がたくさんあります．採血（血算，生化，凝固），尿検査，胸部X線，心電図，頭部CT・MRI（膿瘍を探す場合は造影），胸部・腹部造影CT，腹部超音波，各種塗抹・培養検体採取など鑑別に必要な検査を行いながら，**緊急性の高い疾患を早く察知することが重要です**．また，発熱がないからといって感染症を除外することはできないので注意してください．

2）重篤な感染症は疑った時点で，すみやかに抗菌薬治療を開始する

髄膜炎や敗血症などの重篤な感染症では，確定診断でなくても想定した時点ですみやかに抗菌薬治療を開始しましょう．発熱と意識障害で来院した患者を細菌性髄膜炎と判断して髄膜炎用の高用量の抗菌薬で治療を開始したが，後に髄液検査の結果が帰ってきて髄膜炎ではないことがわかった，結局感染症ではなかった，というようなこともあります．初期診断と最終診断が異なる場合や最終診断が感染症でない場合もありますが，重篤な感染症は疑った時点ですみやかに抗菌薬治療を開始しなくてはいけません．**不要と判明した抗菌薬はその時点で中止すればよいですし，培養検体を適切に採取してあれば，必要に応じてde-escalation**（Q24参照）**も可能です．**しかし真の感染だった場合の初期治療の遅れは取り返すことができません．

3）1つの病態に飛びつかない

重症患者では感染症と心筋梗塞の合併といった複数の病態が重なっている場合もあるので，1つの病態を見つけて安心してはいけません．

4）支持療法も重要

詳細は成書に譲りますが，**重症敗血症，敗血症性ショックの患者では，循環維持のための輸液や昇圧薬・強心薬，呼吸管理，血糖コントロールなどの支持療法も大変重要です．**

5 初期治療の抗菌薬は何を選べばよいですか？

初期治療では，重症度もふまえて想定される起因菌を網羅的に効率よくカバーする必要があります．そのため，想定される起因菌が何なのか検討しなくてはなりません．代表的な起因菌は患者背景と感染臓器から想定できるので，患者情報を集め，感染臓器を絞り込むことが重要です．

1）患者背景で起因菌を想定するのに有用な情報

- **市中感染**（市中発症）なのか**医療関連感染**（入院後48時間以降に発症）なのか
- **基礎疾患はあるか**（特に糖尿病，ステロイド・免疫抑制剤・抗癌剤の使用歴，肝硬変，脾摘，HIV，人工物挿入など）

表1 臓器別の代表的な起因菌と初期治療レジメンの例（免疫不全・腎障害なし）

臓器	市中感染の病原微生物	初期治療（静注薬）	医療関連感染の病原微生物	初期治療
細菌性髄膜炎（成人）	肺炎球菌 髄膜炎菌 50歳以上ではListeria	セフトリアキソン+バンコマイシン Listeriaを考慮する場合アンピシリンを併用 ※デキサメサゾン	CNS, 黄色ブドウ球菌, 緑膿菌を含むGNR	バンコマイシン+抗緑膿菌作用のある抗菌薬
硬膜下膿瘍	嫌気性菌 黄色ブドウ球菌 連鎖球菌 GNR ※複合菌感染	バンコマイシン+メロペネム		
頸部	連鎖球菌 嫌気性菌	アンピシリン・スルバクタムもしくはセフメタゾール		
皮膚軟部組織（壊死性筋膜）	黄色ブドウ球菌 連鎖球菌 場合によって複合菌感染	アンピシリン・スルバクタム 壊死性筋膜炎の場合は，緊急デブリードメントのうえメロペネム+バンコマイシン+クリンダマイシン	手術部位感染では黄色ブドウ球菌, 緑膿菌を含むGNR	抗緑膿菌作用のある抗菌薬で治療開始する．ピペラシリン・タゾバクタム，セフェピム，メロペネムなど
肺	肺炎球菌 H. influenza M. catarrharis Legionella Mycoplasma Chlamydophila	セフトリアキソン 異型肺炎をカバーする場合はニューキノロンもしくはマクロライドもしくはミノサイクリンを併用	黄色ブドウ球菌, 緑膿菌を含むGNR	MRSAや腸球菌，Candidaのカバーは患者背景や重症度，感染臓器から検討する
腹部	腸内細菌（大腸菌, Proteus Klebsiella） B. fragillis ※複合菌感染	アンピシリン・スルバクタム	腸内細菌，緑膿菌を含むGNR, B. fragilis, 腸球菌, Candida	
尿路	腸内細菌（大腸菌, Proteus Klebsiella）	セフトリアキソン	腸内細菌，緑膿菌を含むGNR, B. fragilis, 腸球菌, Candida	
血管内留置カテーテル			CNS, 黄色ブドウ球菌, 緑膿菌を含むGNR, Candida	バンコマイシン+抗緑膿菌作用のある抗菌薬

CNS：coaglase negative *Staphylococcus*（コアグラーゼ陰性ブドウ球菌）
GNR：Gram negative rods（グラム陰性桿菌）

ここに示したのは最も主要な病原微生物のみである．推定される起因菌は患者背景によって異なり初期治療も変わるため，症例ごとに検討する必要がある

（次ページにつづく）

表1　臓器別の代表的な起因菌と初期治療レジメンの例（前ページのつづき）

【各抗菌薬の用量】
- セフトリアキソン　　　：髄膜炎（脳膿瘍，硬膜下膿瘍なども）の場合は2 g 12時間ごと（1日総量4 g），それ以外は2 g 24時間ごと（1日総量2 g）
- バンコマイシン　　　　：15 mg/kg 12時間ごと（1日総量30 mg/kg）．ただし，血中濃度のモニターが必須．髄膜炎ではトラフ値を15〜20 μg/mL，それ以外は10〜15 μg/mL目標に調節
- アンピシリン　　　　　：髄膜炎の場合は2 g 4時間ごと（1日総量12 g），それ以外の場合は2 g 6時間ごと（1日総量8 g）
- ※デキサメサゾン　　　：髄膜炎に使用するデキサメサゾンは抗菌薬の投与前もしくは同時に投与する．抗菌薬の先行投与があれば併用しない．0.15 mg/kg 6時間ごと（1日総量0.6 mg/kg）2〜4日間
- アンピシリン・スルバクタム：1.5 gもしくは3 g 6時間ごと（1日総量6 gもしくは12 g）
- メロペネム　　　　　　：髄膜炎の場合は2 g 8時間ごと（1日総量6 g），それ以外は0.5 gもしくは1 g 8時間ごと（1日総量1.5 gもしくは3 g）
- ピペラシリン・タゾバクタム：2.5 gもしくは4.5 g 6時間ごと（1日総量10 gもしくは18 g）
- セフェピム　　　　　　：髄膜炎の場合は，2 g 8時間ごと（1日総量6 g），通常は，1 g 12時間ごと（1日総量2 g）
- クリンダマイシン　　　：600 mg 8時間ごと（1日総量1,800 mg）．toxic shock syndromeではトキシン産生抑制目的に併用

文献4より引用

- **最近の入院歴や医療行為**（観血的処置，CVラインや尿道留置カテーテルなどのデバイス，手術歴など）
- **過去の培養結果**（耐性菌の保菌者ではないか？菌種・感受性パターンはどうか？）
- **抗菌薬の使用歴**（最近使用した抗菌薬に対して耐性の菌が起因菌である可能性がある）
- **旅行歴**（国内，海外を問わない．生ものなどの摂食歴，山林や海，川などへの侵入歴，虫や動物との接触歴など）
- **職歴**（土や水，虫や動物などとの接触歴があるか，細菌検査や医療にかかわる職業か？）

などです．

起因菌とは関係ありませんが，以下のような情報も抗菌薬の選択上重要です．

- **アレルギー歴**（何が原因で，どのような症状が出たのか？1型アレルギーやStevens Johnson Syndromeといった重症アレルギーはないか？

重篤なアレルギー歴がある場合は，その薬の再投与はできません）
- 肝腎機能障害（用量調整が必要な抗菌薬があります）
- 併用薬剤（ニューキノロンやマクロライド系抗菌薬は相互作用が多いので併用できるか注意しましょう）

2) 感染臓器が明らかな場合に想定される代表的な起因菌と，それぞれに対応する初期治療の例（表1）

臓器別に想定される起因菌と，感染臓器が判明している場合の初期治療レジメンを**表1**に示します．**表1**には免疫不全などの特殊な患者背景がない場合で，腎機能正常の場合の用量を記載しています．抗菌薬の種類によっては本邦の保険用量を超えるものもあるので注意してください．

3) 感染臓器がはっきりしない場合の初期治療レジメンの選択方法（図2）

敗血症や好中球減少時の発熱では，感染臓器がはっきりしない状態で初期治療を始めなくてはならないことが多いです．**図2**に感染臓器がはっきりしない場合の初期治療レジメンの選択方法をまとめています．

❶ グラム陰性桿菌のカバーをどうするか？

まず，グラム陰性桿菌のカバーをどの抗菌薬でするかが問題です．ポイントは抗緑膿菌作用がある抗菌薬を選ぶか否かです．医療関連感染（好中球減少症時や最近の医療行為・入院歴がある場合を含む）の初期治療では緑膿菌のカバーは必須となります．一方，市中感染ではこれらのグラム陰性桿菌が問題となることは相対的に少ないので一般に緑膿菌のカバーは不要です．ただし糖尿病やステロイド使用など免疫力が低下している患者や濃厚な医療曝露歴がある患者では，市中感染でも初期治療には緑膿菌のカバーが必要です．最近の培養結果や抗菌薬の使用歴で特定の抗菌薬に対する耐性菌が懸念される場合は，系統の異なる抗菌薬を選ぶか，抗菌薬2剤を併用します（緑膿菌カバーが可能な抗菌薬は**表2**参照）．

❷ 耐性グラム陽性球菌のカバーをどうするか？

次に，耐性のグラム陽性球菌のカバーが必要かどうかを判断します．市中感染でバンコマイシンによる治療が必要となるのは，ペニシリン耐性肺炎球菌による髄膜炎や，市中のMRSA（Methicillin resistant *Staphylo-*

市中感染症	医療関連感染症
GNR（グラム陰性桿菌）のカバー ・E. coli, KlebsiellaときにSalmonellaなど →セフォタキシム, セフトリアキソンなどの第3世代セフェムを選択 →ただし免疫抑制患者ではP. aeruginosaもカバーが必要なので抗緑膿菌作用のあるβラクタム薬を選択	**GNR（グラム陰性桿菌）のカバー** ・P. aeruginosaをまずはカバー →抗緑膿菌作用のあるβラクタム薬を選択 →ただし特定の抗菌薬に対する耐性菌に注意し, 必要時は系統の異なる2剤でダブルカバー
耐性グラム陽性球菌のカバーを注意深く検討 ・ペニシリン低感受性 S. penumoniae（同菌の敗血症や髄膜炎を疑う病態） ・市中MRSA感染症（壊死性筋膜炎や, S. aureusによる市中肺炎など） →バンコマイシンを併用	**耐性グラム陽性球菌のカバーを注意深く検討** ・MRSAの関与は？ ・腸球菌の関与は？ ※セファロスポリンは腸球菌をカバーできない ・コアグラーゼ陰性ブドウ球菌の関与は？ →バンコマイシンを併用
嫌気性菌のカバーは必要か？ ・頸部の感染性血栓性静脈炎などの重篤な深頸部感染症 ・嫌気性菌の関与する壊死性筋膜炎 ・深部膿瘍 →嫌気性菌カバー（クリンダマイシンやメトロニダゾール, ピペラシリン・タゾバクタム, カルバペネム）	**嫌気性菌のカバーは必要か？** ・市中感染症であげた適応と同様 ・重篤な腹腔内感染（例：大腸癌術後の縫合不全などによる腹膜炎, 胆道に解剖学的問題ある場合の胆道感染） →嫌気性菌カバー（クリンダマイシンやメトロニダゾール, ピペラシリン・タゾバクタム, カルバペネム）

以下は状況によって症例ごとに考慮

特殊な曝露や患者背景は？ **熱帯病の可能性？** ・つつがむし病などのリケッチア症 ・レプトスピラ症 ・野兎病 ・マラリア →ミノサイクリン使用	**Candidaのカバーは必要か？** ・colonizationの増加：広域抗菌薬の使用など ・translocationの増加：中心静脈栄養など ・深部組織への浸潤の増加：免疫抑制, 熱傷など →ミカファンギン使用

図2 初期治療の基本的考え方（特に感染臓器がはっきりしない場合）

表2　緑膿菌および嫌気性菌をカバー可能な抗菌薬一覧

緑膿菌をカバーできる抗菌薬 ※ペニシリン系, セフェム系, カルバペネム系はβラクタム薬	ペニシリン系	：ピペラシリン・タゾバクタム（タゾシン®, ゾシン®）
	セフェム系	：セタジジム（モダシン®）, セフェピム（マキシピーム®）
	カルバペネム系	：メロペネム（メロペン®）, イミペネム（チエナム®）
	ニューキノロン系	：シプロフロキサシン（シプロキサン®）
	アミノグリコシド系	：アミカシン（硫酸アミカシン®）など
腹腔内嫌気性菌（Bacteroides）をカバーできる抗菌薬	ペニシリン系	：アンピシリン・スルバクタム（ユナシンS®）, ピペラシリン・タゾバクタム（タゾシン®）
	セファマイシン系	：セフメタゾール（セフメタゾン®）
	カルバペネム系	：メロペネム（メロペン®）, イミペネム（チエナム®）
	リンコマイシン系	：クリンダマイシン（ダラシン®）
	メトロニダゾール（フラジール®）	

coccus aureus）感染症です．市中感染でのMRSAの頻度は低いですが，黄色ブドウ球菌による重症感染症を考慮した場合には，初期治療として，バンコマイシンを併用することが多いです．医療関連感染ではMRSAや（アンピシリン耐性の）腸球菌の関与が考慮される場合にバンコマイシンを使用します．MRSAの関与を考慮する必要があるのは，血管内留置カテーテル関連血流感染症，濃厚な医療曝露歴がある患者の軟部組織感染症，MRSA保菌者の感染症などです．（アンピシリン耐性の）腸球菌の考慮が必要なのは複雑性尿路感染症，血流感染などです．

❸ 嫌気性菌のカバーはどうするか？

　嫌気性菌のカバーが必要となるのは，腹腔内感染症，深部膿瘍，壊死性筋膜炎・糖尿病足壊疽などの皮膚軟部組織感染症などです．嫌気性菌は主に複合菌感染を起こし，単独で問題となることはほとんどありません（嫌気性菌のカバー可能な抗菌薬は**表2**参照）．

❹ 特殊なケースへの対応はどうするか？

　特殊な曝露歴や患者背景がある場合は，個別に対応を考える必要があります．医療関連感染では，広域抗菌薬の使用歴，中心静脈栄養，粘膜障害，

免疫抑制患者では*Candida*の関与が考慮されるため，ミカファンギンなどの抗真菌薬の投与を行うこともあります．

では，次のケースについて考えてみましょう．

Case

58歳男性．高血圧や糖尿病などの基礎疾患はなし．17日前に膵癌に対して膵頭十二指腸切除術を施行，術後経過は良好であった．10日前から食事が開始されたが食欲低下のため6日前から食事が中止となっていた．昨日右前腕に挿入していた末梢ラインの周囲に発赤と圧痛が認められたため抜去，左前腕に入れ替えをしている．

術後17日目の本日，悪寒・戦慄を伴う40℃の発熱が出現し，担当看護師から血圧が90 mmHgと低下していると報告を受けた．頭痛や咽頭痛，咳・痰・胸痛・呼吸苦なし，嘔気・嘔吐・腹痛・下痢なし，残尿感・排尿時痛なし，背部痛，手足のしびれなし．診察に行くと，患者は額に汗をかき，辛そうな表情でベッドに横たわっていた．会話はできるが意識が朦朧として切迫した印象であった．

血圧80/50 mmHg，心拍数90回/分，呼吸数20回/分，SpO_2 98％，体温40℃．JCS I -1，頭部に異常なし，瞳孔に左右差なく対光反射良好，眼瞼結膜に出血斑なし，咽頭，口腔内，頸部に異常なし．肺音清，心音に異常なし，腹部は平坦・軟，腸雑音は低下，圧痛なし，反跳痛なし，術後創部は浸出液もなく離開なし．CVA（costovertebral angle：肋骨脊柱角）圧痛なし，右前腕の末梢ライン挿入されていた部位に軽度の発赤と圧痛が残存している．左前腕末梢ラインに異常なし．四肢に浮腫なし，チアノーゼなし，直腸診で圧痛なし，腫瘤なし，皮膚に発疹なし，神経学的所見に異常なし．体重55 kg，前回の採血時の腎機能は正常，新たに開始した薬剤はない．

研修医Aはすぐにバイタルの継続モニターを指示し，補液とカテコラミンを開始，採血と血液培養2セット，尿検査・尿培養，胸部X線のオーダーを立て，上級医Bに相談した．

研修医A「B先生，診察上ははっきりとしたフォーカスはわからないですが，敗血症性ショックが考えられます．膵癌の術後だから腹腔内膿瘍や胆管炎が由来かもしれませんし，腎盂腎炎も除外できません．抗菌薬を開始していいですか？」

上級医B「そうだな，抗菌薬をすぐに開始して，腹部骨盤造影CTで腹部の評価をしよう．抗菌薬は何にするかい？」

研修医A「入院中の患者だから緑膿菌のカバーが必要だし…．腹腔内がフォーカスとして考えられるってことは嫌気性菌のカバーもしておいた方がいいですよね．ピペラシリン・タゾバクタム4.5 g IV 6時間ごと（1日総量18g）でどうですか？」

上級医B「いいだろう．静脈炎から血流感染を合併した可能性もあるからコアグ

ラーゼ陰性ブドウ球菌やMRSA腸球菌のカバー目的にバンコマイシンも加えた方がいいね．重篤な状態だから初期治療としてカバーをすべきだろう」

その後，腹部骨盤造影CTで腹腔内膿瘍が指摘され，術後の腹腔内膿瘍に伴う菌血症と判断し，緊急で開腹ドレナージ術が行われた．翌日に血液培養からグラム陰性桿菌が検出された．翌々日には解熱し，カテコラミンが終了された．血液培養とドレナージした膿瘍の培養から感受性良好な *Enterobacter cloacae* が同定され，バンコマイシンを中止した．

上級医のコツ

どの範囲まで想定される起因菌をカバーするのかは，患者背景，重症度などをふまえた現場の判断によります．原則を守ったうえで，判断に迷う場合には救命を優先させたレジメンを選択しましょう．また，起因菌の抗菌薬に対する感受性はlocal factor（施設や地域）が大きいので，細菌検査室でantibiogramをもらって参考にするとよいです．

つまずきポイント

腹腔内感染などの複合菌感染では，血液培養から検出された菌以外の検出されていない菌の関与も考慮する必要があります．特に嫌気性菌は嫌気性のため培養で検出されないことが多いですが，腸管内には嫌気性菌が多く常在していることから，腹腔内感染症では必ず念頭におくべき起因菌です．血液培養や膿瘍培養などで主な起因菌が判明した後も，嫌気性菌のカバーは継続することが多いです．

まとめ

① 緊急性の高い疾患とその特徴的な所見，重症感染症のサインを確認しよう
② 緊急性の高い感染症を想定したら，早期に抗菌薬を開始しよう
③ 初期治療では想定される起因菌を網羅的にカバーし，あとでde-escalationをしよう
④ 起因菌の想定には患者背景（特に市中感染か医療関連感染か）と感染臓器が有用である

⑤ 医療関連感染（好中球減少時の発熱を含む）では緑膿菌のカバーが可能な抗菌薬を選ぼう

参考文献
1）福井次矢，黒川　清 監訳：「Harrison's principles of Internal medicine 16th edition（日本語版）」，メディカル・サイエンス・インターナショナル，2006
↑いわゆる成書の1つ．内科学書だが感染症の内容も充実している．
2）Born, R. C. et al.：Definitions for sepsis and organ failure and guidelines for the use of innovative therapies in sepsis. The ACCP/SCCM Consensus Conference Committee. American College of Chest Physicians/Society of Critical Care Medicine. Chest, 101：1644-1655, 1992
3）Ranquel-Frausto, M. S. et al.：The natural history of the systemic inflammatory response syndrome（SIRS）A prospective study. JAMA, 273：117-123, 1995
4）戸塚恭一，橋本正良 監訳：「サンフォード感染症治療ガイド2008」（Gilbert, D. N. et al. eds.），ライフサイエンス出版，2008
↑起因菌，抗菌薬の選択，投与量，腎機能調節量などが手軽に調べられる．レジデント必携！

Profile
森野英里子（Eriko Morino）
自治医科大学感染症科フェロー．
国立国際医療センター初期研修医，国立国際医療センター呼吸器科後期研修医を経て現職．
重症感染症の考え方，抗菌薬の基本的な使い方はどの科に行っても役に立ちますから，ぜひマスターしましょう！

第2章 初期評価からエンピリックセラピー決定まで

Q10 CRPが役に立つ状況があれば教えてください

最近CRP測定は意味がない，むしろ害などと言われますが…．またこれだけ使われているのに，なぜCRPを測定することがあまり勧められないのでしょうか？

Case

~凸凹上級医と研修医コンビの日々~

● 病棟で

研修医「先生！肺炎で入院中のAさんが，熱も下がって，酸素吸入もとれて，良くなってきていたんですが，昨日の夕方から発熱しちゃいました．今日採血したら，白血球が増えてCRPが10 mg/dLに上がってしまいました～」

上級医「何？肺炎がぶり返したんだろ．もう入院して1週間以上たっているし，緑膿菌もこわいしな，○○ペネムでも使っとこう！」

《後日》

研修医「先生，Aさんの膝が腫れて痛がっていて，整形外科にみせたら，偽痛風でした．NSAIDですっかりよくなりました！」

上級医「…」

● 救急外来で

研修医「先生，腰の辺りがここ2，3日気持ち悪くって，今日の昼すぎに，38℃台の発熱と，がたがた震えたっていう65歳女性です．今はけろっとしてます．尿は膿尿で，採血したら白血球が15,000/μLで，CRPが2.7 mg/dLでした」

上級医「おおそうか，CRPはたいしたことないな，膀胱炎あたりだろ．経口の抗菌剤を何でもいいから適当に出して帰そう！」

《翌日》

研修医「先生，昨日膀胱炎って言って帰した女性．夜中にショックになって救急車で運ばれて入院になりました．腎盂腎炎で敗血症性ショックだったみたいです」

上級医「…」

1 CRPって害になる？

　筆者が勤務している病院の総合診療科で，一時期，ある格言が裏で流布していました．
　"CRPをとるとI部長（私の元ボスでもあります）に怒られる．とるな！"
　総合診療科のカンファレンスではとってあってもコメントしなかったり，全くオーダーしない研修医もいました．でも一方I部長は外来でよくCRPを測っていました…．別にI部長はCRP測定を禁止などしていませんでした．ただ間違った使い方をしたときにはとても怒っていました．
　CRPはたしかに日本のほぼすべての医療現場に浸透しています．一方で意味がないと言われます．どっちなのでしょう．そもそも単独で何かものが言える検査など存在するのでしょうか？
　CRPを活かすも殺すも使う側次第．うちの病院の研修医のように使わなくても実際やっていけますし，有効に使う方法だってあるでしょう．ただし，一般的に日本の病院ではCRPは過大評価されているかもしれません．
　今回はCRPの特徴を理解し，感染症診療でどのように使えるのか考えてみたいと思います．

2 CRPって？

　皆さんご存知と思いますがCRPはC-Reactive Protein（C反応性タンパク）の略称です．もともと肺炎球菌のC-多糖類に結合する物質として肺炎球菌性肺炎の患者血清から分離されました．
　その後肺炎球菌性肺炎だけでなく，さまざまな炎症性疾患の患者血清から検出されることがわかりました．
　CRPは**acute phase response**と呼ばれる炎症反応を含む全身性反応で産生が増加し，一定の機能を果たす**acute phase protein**の1つとされています（**表1**）．
　CRPを理解するにはまずこのacute phase responseを知ることが必要です．

3 acute phase responseについて

　acute phase responseはさまざまな刺激をきっかけとした局所炎症ならびに全身性の反応の総称です．感染，熱傷を含めた外傷，膠原病，悪性腫瘍，

第2章　初期評価からエンピリックセラピー決定まで

表1 主な acute phase protein

補体系	その他
・C3, C4, C9 など	・セルロプラスミン
凝固線溶系	・ハプトグロビン
・フィブリノーゲン ・プラスミノーゲン ・t-PA(組織プラスミノーゲン活性化因子) ・ウロキナーゼ など	・CRP ・血清アミロイド A ・フェリチン など

文献1より引用

梗塞あるいは外傷による組織破壊で起こり，さらには，うつ病，統合失調症，心理的なストレスでも起こるといわれます．このような契機により体内で2つの変化が起こります．まず1つはマクロファージや単球からインターロイキン（IL）-6，IL-1β，腫瘍壊死因子（TNF）α，インターフェロン（INF）γといったサイトカインが産生される変化です．

もう1つはこれらのサイトカインの放出によりさまざまな物質の産生，減少が起こり全身性の反応が起こる変化です．

例えば，侵入した細菌がきっかけでサイトカインであるIL-6，TNF-αが放出され視床下部に到達しますと，アラキドン酸過程を介して体温の設定温度を上昇させます．これが発熱です．

ほかに acute phase reponse は CRH（corticotropin-releasing hormone）などのホルモンの放出を促進したり，食欲低下や，傾眠傾向，貧血，小児での成長抑制をもたらします．

CRPは後者の変化のなかでサイトカインが肝臓に働きかけることで産生されるタンパクです．

CRP自体の主な役割として細菌の構成成分である多糖類，細胞膜の一部に結合して，補体系を活性化させるというものがよく知られています．

図1をご覧ください．これはエンドトキシンを投与したときの経時的な各種サイトカイン，マーカーの血清中濃度を示したものです．きっかけとなる傷害が起きた後どのぐらいで上昇がみられるかみてみますと，IL-6などのサイトカインが1，2時間で有意な上昇をみせるのに対し，CRPは12

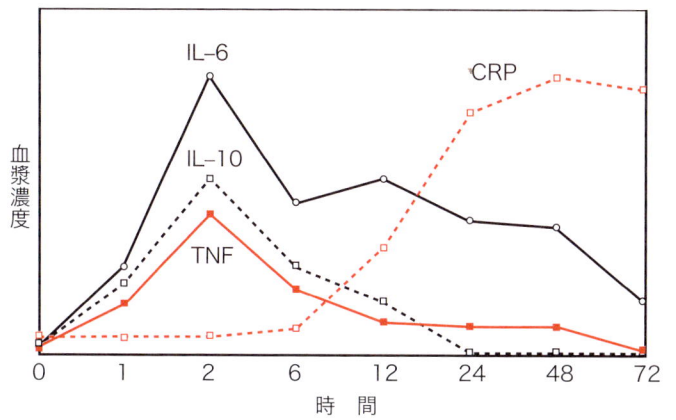

図1 エンドトキシン負荷による炎症反応マーカーの動態
IL：インターロイキン，TNF：腫瘍壊死因子．文献2より引用

時間ぐらいかかっていることがわかります．またCRPは下がるのもやや遅く72時間たってもあまり減少する傾向がみられません．つまり**CRPは上昇するのに時間がかかり，また半減期も長く，下がるのにも時間がかかる物質である**ことを知っておく必要があるのです．

4 CRPは使えるのか？

これまで述べてきたCRPの性質とこれまでの知見からCRPがどの程度役に立つか考えてみます．

もちろん感染症はCRPが上がる1つの要因にはなります．が，実は感染症以外の要因で上がることも多いのです．例えば慢性関節リウマチ，SLEといった膠原病や悪性腫瘍，外傷や冒頭であげた偽痛風など前項で説明したacute phase responseが関与する疾患ではCRPが上昇するのです．

また，CRPはきっかけとなるイベントが起こってから12時間以上経たないと有意な上昇がみられません．さらに**上昇の程度が重症度とはほとんど相関しない**ことも知られています．

ここは重要なポイントなのですが，際だって高いことが重症感染症を示唆するわけではないし，**低いからといって，特に感染の初期には重症でないとは言えない**のです．

また遅れて下がってくるので治療効果判定の鋭敏な指標にも原理的になりえません．

ただし，上記の原理に基づく解釈に対する反証が最近報告されています．2008年の日本の呼吸器学会院内肺炎のガイドライン[3]のもとになった日本の院内肺炎実態調査結果をもとにしたデータでは診断時のCRP20をカットオフにして有意に治療開始30日後の死亡率について，20未満で17.7％，20以上で30.9％（$p < 0.001$）と有意差が出たと報告されています．

これには少し問題があると思います．治療に関して，ほとんどの場合日本の保険で指定されている抗菌剤の投与量が遵守されているために本当死亡率の有意差がCRPで生じたのかということです．'不十分な投与量'という因子が関与した疑いがあります．

また初期のCRP値について，最近のイギリスのスタディ[4]ではCRPが10未満であれば，治療開始30日後の死亡率（Odds Ratio 0.18 $P = 0.03$），人工呼吸器，昇圧剤の必要性（OR 0.21 $P = 0.002$），難治性の肺炎になる可能性（OR 0.05 $P = 0.003$）が低い，また，治療開始4日後に半分未満に下がらなければ，死亡率（OR 24.5 $P < 0.0001$），呼吸器，昇圧剤の必要性（OR 7.1 $P < 0.0001$），難治性の肺炎になる可能性（OR 15.4 $P < 0.0001$）が上がるということが報告されています．

これも感度は95％前後と高いのですが，特異度は30％台と低く，CRPが高い患者はすべて予後が悪いわけではないのです．

細菌感染と非感染性疾患を区別する，あるいは細菌感染とウイルス感染を区別するのにCRPがどの程度役に立つかを調べた研究があります．それによると，感染，非感染を区別するのにCRPの感度は78％，特異度は60％で，細菌とウイルス感染を区別するのに感度73％，特異度81％と，やはりぱっとしない結果でした[5]．くどいようですが，CRPだけではモノは言えないのです．

つまずきポイント

研修医がよく陥る問題はCRPが上がる状態イコール感染症ではないのに，そうであると思いこんでしまうこと，またCRPの上昇の程度で重症度が決まると信じていて過大評価，あるいは過小評価してしまうことでしょう．すべての誤りの根源はCRP上昇イコール感染症という認識にあるのです．

5 正確な診断を得るための努力が大事！

　ここまでのわれわれの議論で欠けていた視点は何でしょうか？　それは**診断**です．

　われわれが感染症診療で陥りがちな問題は正確な診断をつけないで議論してしまうことです．熱だ，白血球数上昇だ，CRP上昇だということで抗菌薬投与を思い浮かべることが多すぎるのです．

　もちろん感染症を含む炎症性疾患を疑うきっかけとしてCRPを利用するのはかまいません．

　先にあげたI部長も言っておりました．"CRPが3回連続して上昇し続けているのであればそれが偶然である可能性は27分の1※（すなわち確率4％未満）であり，何かが起きているはずだ．注意深くみるように"と．患者の全身状態，バイタル，身体所見，検査データを集め，起こっていることを把握し，**感染症でない可能性も含めてできる限り広く可能性を考え，診断に迫る努力を惜しまないでほしい**ということです．

　またフォローにおいては，診断がついていて，CRPがその診断で上昇していることが十分説明できるときにだけ，役立つことがある，という程度に考えればよいのです．始めの方で述べたI部長がCRPを測っていたのも，ちゃんと診断がついた患者の経過観察をするためだったのです．

　そういった意味でCRPが役立つ場面を1つあげるとすれば，画像，身体所見の変化が捉えにくい椎体炎の治療効果判定です．反応のさらに遅い血沈の代わりにCRPを判定材料として使ってもよいだろうというエキスパートオピニオンがあります．ただしこれも確実な根拠があるわけではなく，あくまで参考にすぎません．

※：CRPが3回連続上昇が偶然起こる確率は，1回ごとのCRP上昇，不変，下降が偶然だとすればそれぞれ1/3なので，
$1/3 \times 1/3 \times 1/3 = 1/27$
となります．

冒頭の凸凹コンビが生まれ変わった姿をご覧にいれましょう．

Case'

● 病棟で

研修医「先生！ 肺炎で入院中のAさんが，昨日の夕方から発熱しちゃいました．今日採血したら，CRPが10 mg/dLに上がってしまいました〜」

上級医「何？ よく診察したか？ CRPが上がるのは感染症ばかりではないぞ．感染症ならそんなに候補はたくさんない．ひとつ診てみようか！」

研修医「膝が腫れてます．痛みもあるようですね」

上級医「偽痛風かもしれないな．関節液を調べてみよう」

● 救急外来で

研修医「先生，腰の辺りがここ2，3日気持ち悪くって，今日の昼すぎに，38℃台の発熱と，がたがた震えたっていう65歳女性が来てます．今はけろっとしてます．尿は膿尿で，採血したら白血球が15,000/μLで，CRPが2.7 mg/dLでした」

上級医「おお！？ 悪寒戦慄があったんだろ，CRPが思いのほか低いことはよくあることだ．敗血症だよ．絶対に帰すな！ 血液培養2セット，尿培養とって．尿はできればグラム染色しよう」

研修医「尿は膿尿でグラム陰性菌が多数です！」

上級医「尿路閉塞の可能性がないか検索したうえで，抗菌剤を投与しつつ入院に上げよう．病棟当直呼んで！」

まとめ

① CRPは上昇するのに時間がかかり，また半減期も長く，下がるのにも時間がかかる物質であり，またCRPが低いからといって，特に感染の初期には重症でないとは言えない

② CRPイコール感染症 ではない．CRP上昇でむやみに抗菌薬を使用/変更しない．
感染症，それ以外の原因を含めて診断を正確につける努力を惜しまない

③ CRPはあくまでも非特異的な反応であり，感染症の重症度や治療効果をみるときにも，単独で判断の材料にしないこと

参考文献

1) Gabay, C. & Kushner, I. : Acute-phase proteins and other systemic responses to inflammation. N. Engl. J. Med., 340 : 448–454, 1999
2) Reinhart, K. et al. : Markers for sepsis diagnosis: what is useful? Crit. Care Clin., 22 : 503–519, ix–x, 2006
3) 日本呼吸器学会：2008 成人院内肺炎診療ガイドライン
4) Chalmers, J. D. et al. : C-Reactive Protein Is an Independent Predictor of Severity in Community-acquired Pneumonia. Am. J. Medicine, 121 : 219–225, 2008
5) Simon, L. et al. : Serum Procalcitonin and C-Reactive Protein Levels as Markers of Bacterial Infection: A Systematic Review and Meta-analysis. Clin. Infec. Dis., 39 : 206–217, 2004

Profile

井本一也（Kazuya Imoto）
亀田総合病院総合診療・感染症科フェロー．
麻生飯塚病院で3年の初期研修後，東京厚生年金病院で呼吸器中心の一般内科研修を経て現在亀田総合病院感染症科フェロー3年目です．

Column

いつも感染症医は悩んでいます…

感染症の診療をしていると，コモンな尿路感染症，肺炎の治療薬を決めるのに非常に迷って時間がかかることがよくあります．最終的にスペクトラムの広い他科の先生方もよく使っているような"売れ筋の"抗菌剤が選ばれることになる場合も多いのですが…．

感染症治療の原則である①診断，②原因菌，③患者の3つのファクターについて十分な検討をして，さらに④やめ時まで考慮しているとどうしてもそうなりがちです．

Try and errorも認められますが，感染症科医にはコンサルタントとして一定以上の成果も求められるのです．

研修医のみなさんにも感染症診療の原則をもとに考える習慣を早いうちに身につけてほしいものです．

くれぐれもCRPだけで診療しないでくださいね．

Q11 第3章 抗菌薬処方時のさまざまな問題

抗菌薬の投与間隔・投与量はどのように決めればいいのですか？

抗菌薬の効果を最大限に活かすために気をつけることはなんでしょうか？

Case1

ある研修医の疑問

若い患者にペニシリン系のアンピシリン/スルバクタム（ユナシン®S）を3g，1日2回（1日6g）で使用していたら，感染症科の先生が来て回数が少ないと言われました．また，膀胱炎の患者に，ニューキノロン系のレボフロキサシン（クラビット®）を1日3錠分3で処方したら，泌尿器科の先生に，分1で処方するように注意されました．添付文書どおりに投与しているのに何がいけないのでしょうか．

1 時間依存性か濃度依存性か

薬物動態（pharmacokinetics：PK）と薬力学（pharmacodynamics：PD）の概念は知っていますか．PKとは，薬物が生体内でどのように処理されるか（吸収，分布，代謝，排泄など）であり，PDとは生体内における薬物の作用のことで，用量や濃度が効果や副作用とどのように関連するか予測しようとするものです．抗菌薬の使用においても，このPK/PDの観点が取り入れられており，**時間依存性**に効果を発揮するものと，**濃度依存性**に効果を発揮するものとに分けて考えるのが主流になっています．ペニシリン系，セファロスポリン系，カルバペネム系などは時間依存性の抗菌薬で，MIC（minimum inhibitory concentration：最小発育阻止濃度）を越えて血中濃度を保っている時間（time above MIC）が長いほど効果があります（**図1**）．腎機能が正常な患者にこれらの抗菌薬を1日2回で投与しても効果が期待できないことが多く，1日3〜4回に投与回数を増やす必要があります．一方，アミノグリコシド系やニューキノロン系は濃度依存性なので，最高血中濃度が高いほど殺菌効果が得られるため，逆に投与回数を少なくして最

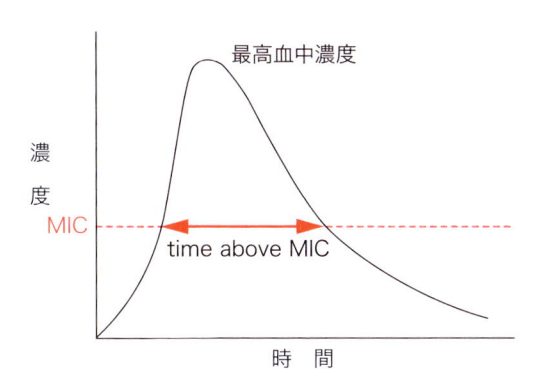

図1 抗菌薬の血中濃度の推移

高血中濃度を高くするようにします．また，これらにはPAE（postantibiotic effect）といって，抗菌薬を細菌に一定時間作用させると，血中・組織での抗菌薬が有効濃度以下になっても，細菌の再増殖をある期間抑えられる効果をもっているようです．不思議ですね．表1に時間依存性の抗菌薬と濃度依存性の抗菌薬をまとめました[1]．

表1 時間依存性と濃度依存性

時間依存性の抗菌薬	ペニシリン系，セファロスポリン系，マクロライド系，クリンダマイシン
濃度依存性の抗菌薬	アミノグリコシド，ニューキノロン，メトロニダゾール

2 排泄経路を考慮する

抗菌薬により**腎排泄**と**肝排泄**の違いがあり，一般的に腎排泄性の抗菌薬（ペニシリン系，セファロスポリン系など）を使用する場合は，腎機能に合わせて投与量を調節する必要があります（**Q18**参照）．腎疾患のある患者だけでなく，**高齢の患者も腎機能が低下しているので注意してください**．本来，クレアチニンクリアランス（Ccr）を測定して抗菌薬の投与量を調整するべきですが，実際には難しいため，Cockcroft-Gaultの計算式を用いクレアチニンクリアランスを推定し，抗菌薬の投与量を決めます（**図2**）．具体的な投与量は，サンフォードなどのガイドを参考にします[2]．

$$Ccr(mL/分) = \frac{\{140 - (年齢)\} \times (理想体重)}{72 \times \{血清クレアチニン値(mg/dL)\}}$$

（女性は上の式に×0.85）

図2 クレアチニンクリアランスの推定式

> **つまずきポイント**
>
> 欧米の投与量をそのまま日本人に当てはめられるかどうかについては，議論のあるところです．添付文書どおりの使用方法では投与量や回数が足りず，抗菌薬が十分効かない症例が存在することは確かです．しかし，抗菌薬にも保険用量が定められていますので，保険内におさめる工夫は常に必要です．もし，臨床的に保険用量より多い抗菌薬が必要と判断した場合は，指導医としっかり話し合ったうえで使用して下さい．また，レセプトの症状詳記には，投与した抗菌薬の妥当性が保険の審査医にわかるよう記載しましょう．

まとめ

① 抗菌薬を使用するときは，それが濃度依存性か時間依存性かを常に意識して使い分ける

② 血清クレアチニンが正常でも，クレアチニンクリアランスが正常とは限らない．腎機能による投与量の調節が必要な抗菌薬を使用する場合は，必ずクレアチニンクリアランスを計算すること

参考文献

1) Andes, D. et al. : Application of pharmacokinetics and pharmacodynamics to antimicrobial therapy of respiratory tract infections. Clin. Lab. Med., 24 : 477-502, 2004
2) 「サンフォード感染症治療ガイド2009（第39版）：日本語版」(Gilbert, D. N. et al. 編／戸塚恭一，橋本正良 日本語版監修)，ライフサイエンス出版，2009

Profile

吉村 章（Akio Yoshimura）
自治医科大学附属病院臨床感染症センター感染制御部．
自治医科大学を卒業した後の10年間は，山口県内の僻地や離島でプライマリーケアをしていました．一念発起して感染症業界に飛び込んだものの，当初は細菌や抗菌薬の名前がなかなか覚えられず苦労しました．学生や研修医の皆さんが，感染症を勉強する気はあっても挫折する気持ちがよくわかります．

Q12 第3章 抗菌薬処方時のさまざまな問題
アミノグリコシドやバンコマイシンの投与量はどのように決めればいいのでしょうか？

アミノグリコシドやバンコマイシンを使用するときに，血中濃度を測る必要があるのは知っていますが，どのタイミングで測ったらよいのか，血中濃度をどれくらいにしたらよいのかわかりません

Case

研修医：シャントの腕が腫れている透析患者の血液培養から，MRSAが生えてきました．
指導医：念のためバンコマイシンいった方がよさそうだねえ．
研修医：はい，わかりました．投与量はどうしたらいいですか？
指導医：添付文書にはなんて書いてあった？．
研修医：腎機能の悪い患者には，血中濃度をモニターしながら使用するよう書いてありました．
指導医：具体的には？
研修医：さあ．サンフォードには4～7日ごとに1gとは書いてあったのですが．
指導医：うちの病院は，感染症に詳しい先生いないからなあ．

1 アミノグリコシド系抗菌薬の場合

　アミノグリコシド系抗菌薬は，安全に使用できる血中濃度の幅が狭いため，随時血中濃度を測定し調節する必要があります．その方法をTDM (therapeutic drug monitoring：薬物血中濃度モニタリング) と言い，通常は血中濃度のトラフ (最低) 値とピーク (最高) 値の結果をもとに行います．トラフ値は次の投与直前に計測し，ピーク値は (諸説ありますが) 30分かけて点滴後30分してから測ります．そして，トラフ値を参考に投与間隔を，ピーク値を参考に投与量を調節します．具体的なトラフ値とピーク値は，Johns Hopkins Abx Guide (http://prod.hopkins-abxguide.org/) を参考にしてもよいでしょう．このサイトは，初めに登録をする必要があります

が，無料で利用できます．

　アミノグリコシド系抗菌薬は，8〜12時間ごとに投与するのが一般的でしたが，1日1回の投与方法も盛んに用いられるようになってきました．ただし，重度の腎機能低下，心内膜炎，髄膜炎などの症例では適用できません．1日1回投与法は，1回投与量を十分多くすることで濃度依存の効果（Q11参照）を最大限に生かし，その後はPAE（Q11参照）によって細菌の増加を抑えるという理論によるものです．また，1日1回投与により腎毒性や耳毒性などの有害作用を軽減できるとも考えられています．

　1日1回投与法のTDMには，トラフ値のみの測定で十分であり，ノモグラムを使用すればいつ採血してもよいという利点もあります．アミノグリコシド系抗菌薬は，血中濃度と投与後から採血するまでの時間が1次関数で表わされることがわかっており，投与時間と採血時間さえはっきりしていれば，いつ採血をしてもノモグラムにあてはめて，投与量が適切かどうかを判断することが可能です．実際は，薬剤師に相談するのがよいでしょう．

　投与量については，Q11で解説したとおり腎機能によって調整しなくてはいけません．さらに，肥満患者においてはCockcroft–Gaultの式に用いる理想体重の代わりに，以下の式で求められる調整体重で計算する必要があるので注意してください[1]．

　　＜肥満患者のための調整体重＞
　　調整体重＝理想体重＋0.4×（実測体重－理想体重）

2 バンコマイシンの場合

　バンコマイシンを使用するときも，TDMが必要です．以前は，ピーク値とトラフ値の両方を測定していましたが，最近はトラフ値の評価みで十分と考えられています．投与量は，腎機能による用量の調節が必要です．腎機能が正常な患者の場合，15〜20 mg/kg（多くの場合1回1 g）を1日2〜3回で開始し，血中濃度が安定した5回目の投与直前に最初のトラフ値を測定します．トラフ値は，10〜15 mg/L（耐性菌の誘導を防ぐためにも必ず10 mg/L以上）になるよう調整して下さい．使用対象が，菌血症，心内膜炎，骨髄炎，髄膜炎，黄色ブドウ球菌による病院関連肺炎などの患者であれば，トラフ値15〜20 mg/Lを保つ必要があります．また，重症患者

に対して一刻も早く血中濃度を上昇させたい状況では，25〜30 mg/kg（実測体重に基づいて）のローディングをするという方法もあります[2]．最近は，以前に比べ高用量を使うようになってきています．

　投与する速度にも注意が必要です．バンコマイシンを急速に注入すると局所的なヒスタミン放出が生じ，顔や頚部などの紅潮が起きる**レッドパーソン症候群**（**red person syndrome**）が引き起こされるためです．これは真の過敏性反応ではありませんが，この有害作用が起きないよう1時間以上かけて投与して下さい．

3 注意点

　厳格な投与計画が必要な場合は，TDMソフトを用いる必要がありますので，薬剤師さんに相談しましょう．

つまずきポイント

自施設内で抗菌薬の血中濃度が測定できないなど，「TDMなんてまだまだ」といった施設が多いと思います．しかし，抗菌薬の効果を最大限引き出し，有害作用は最小限にすることを目指し，読者の皆さんが率先してTDMを推進してください．薬剤師さんのなかには，「実は以前から，TDMをやりたいと思っていたんです！」という方が結構いらっしゃると思います．協力者を探すことも大切です．

上級医のコツ

非常に腎機能が悪い（血液透析を受けている）患者にバンコマイシンを投与する場合は，数日間隔で血中濃度を測定（ランダムレベルと言います）し，15 μg/mL未満であればその都度バンコマイシン1 gを投与するという方法もあります．

まとめ

① アミノグリコシドを使用するときは，投与前後に血中濃度を測り，適切な投与量になっているか確認すること
② バンコマイシンを使用するときは，投与直前に血中濃度を測定（トラフ値）し，15 μg/mLを目安に調整する
③ TDMは，薬剤師に協力してもらおう

参考文献

1) Wurtz, R. et al. : Antimicrobial dosing in obesevpatients. Clin. Infect. Dis., 25 : 112-118, 1997
2) Rybak, M. J. et al. : Vancomycin Therapeutic Guidelines: A Summary of Consensus Recommendations from the Infectious Diseases Society of America, the American Society of Health-System Pharmacists, and the Society of Infectious Diseases Pharmacists. Clin. Infect. Dis., 49 : 325-327, 2009

Profile

吉村 章（Akio Yoshimura）
自治医科大学附属病院臨床感染症センター感染制御部.
現在の主な仕事は、院内における多剤耐性アシネトバクター対策です。まだまだマイナーな感のある多剤耐性アシネトバクターですが、欧米ではすでに多剤耐性緑膿菌と同じような扱いになってきています。アシネトバクターは、緑膿菌と同じように本来は水周りが好きなのですが、乾燥表面でもかなりの期間生き残る性質があり、感染対策が非常に困難です。10年後も本邦ではマイナーのままであることを願っています。

Q13 第3章 抗菌薬処方時のさまざまな問題
抗菌薬の併用が必要なのはどのようなときですか？

抗菌薬の併用は本当に治療効果を上げるのですか？

Case

研修医1年目のA先生は，ローテーションの2クール目で徐々に仕事に慣れてきた今日この頃です．

上級医「A先生，今から自宅で誤嚥をくり返していて，肺炎になった76歳の患者さんが入院します．担当医をお願いします．抗菌薬はどうしますか？」

A先生「（市中肺炎ならユナシン®使えって先輩が言ってたよな．それに誤嚥性肺炎は嫌気性菌が原因で，嫌気性菌にはダラシン®がいいっていうから……）．ユナシン®とダラシン®を使用します．市中肺炎の原因菌と嫌気性菌をカバーできます」

上級医「…….それは抗菌薬の無駄使いですね．誤嚥性肺炎で問題となる嫌気性菌のカバーはユナシン®もダラシン®もほとんど同じです．市中感染の誤嚥性肺炎だからユナシン®だけでいいですよ」

A先生「そうなんですか….同じような嫌気性菌をカバーするのに2種類の抗菌薬を使っても無駄ですもんね．でもこの間までローテートしていた循環器内科では腸球菌の感染性心内膜炎にペニシリンGとゲンタシン®を使っていましたよ．どちらも腸球菌に効くんですよね？」

上級医「それはsynergyを狙ってのものですよ」

A先生「synergyってなんですか？」

上級医「A先生は，まず，何のために抗菌薬を併用するかを理解する必要があるね」

抗菌薬を併用して使用する場合，その狙いは大きく分けて4種類あります．

① 耐性菌の出現を防ぐ目的
② 複数菌の感染症を治療する場合
③ synergy（相乗効果）を狙う場合
④ 特殊な併用例：溶連菌による壊死性筋膜炎に対してなど

おおざっぱに言ってしまえばこの4通りなのですが，個々について詳しく説明します．

1 耐性病原微生物の出現を防ぐ目的

一番古典的な併用療法の目的です．結核菌に対する多剤併用療法やHIVのHAART（highly active anti-retroviral therapy）がこれにあたります．

上記よりはややエビデンスは少ないですが，重症黄色ブドウ球菌感染症の治療においてはときにリファンピシンを併用することがあります．特に人工関節などの黄色ブドウ球菌感染症に対するフルオロキノロンとリファンピシンの併用療法※はそれぞれを単独で使用したときより耐性菌発生は少なくなります[1]．また，*Helicobacter pylori*除菌治療においても併用療法によって耐性菌の出現が予防できます．このときはいわゆる胃薬であるPPI（proton pump inhibitor）も使用します[2]．マラリアに対しての併用療法も耐性マラリアの出現を防ぐ目的で行われます．

※：ただし，日本ではリファンピシンは黄色ブドウ球菌感染症には保険適応外．

2 複数菌感染を治療する場合

腹腔内膿瘍では一般にグラム陰性桿菌に加えて横隔膜下の嫌気性菌（*Bacteroides*属など）のカバーが必要です．しかし，*Bacteroides*属をグラム陰性桿菌と同時にカバーできるアンピシリン/スルバクタム（ユナシン®），ピペラシリン/タゾバクタム（タゾシン®），カルバペネム系抗菌薬（メロペン®，チエナム®など）では嫌気性菌をカバーするための併用療法は不要です．A先生のように市中感染の誤嚥性肺炎に対してユナシン®とダラシン®を併用するのは医療費の無駄遣いでしかありません．

一方，例えば骨盤内炎症性疾患（pelvic imflammatory disease）の治療においては*Chlamydia*感染も同時に治療する必要があります．アンピシリン/スルバクタム（ユナシン®）などのグラム陰性桿菌と嫌気性菌をカバーする抗菌薬に加えてテトラサイクリン系抗菌薬などを追加する必要があります．これはカバーする範囲が重なっていないので，必要かつ適切な併用療法です．

3 synergyを狙う場合

　synergyとは日本語では相乗効果といった意味です．例えばお互いにいいところを見せようと張り切っている職場内カップルです．2人で3人分の働きをしてくれるかもしれません．

　反対の意味はantagonismすなわち拮抗作用です．例えばけんか中の職場内カップルです．お互いに邪魔し合い2人で1人分以下の仕事しかしてくれないかもしれません．

　最もエビデンスが積み重ねられてきているのは腸球菌の心内膜炎に対してのペニシリンとアミノグリコシド系抗菌薬（ゲンタシン®，ストレプトマイシン，アミカシン）の併用療法です[3)4)]．これはペニシリン単剤では明らかに再発率が上がるのに対して併用療法では再発しにくいというものです．同様に*Viridans Streptococci*の感染症，特に感染性心内膜炎においてもペニシリンとアミノグリコシド系抗菌薬はsynergyを示します[5)]．

　一方，黄色ブドウ球菌（MSSA，MRSA）に対してセファゾリンやバンコマイシンに加えて，アミノグリコシド系抗菌薬を併用する場合もsynergyは認められますが，腸球菌や*viridans*の場合ほど有効ではないです[6)7)]．

　緑膿菌に対する緑膿菌用ペニシリン（ピペラシリン）とアミノグリコシド系抗菌薬（ゲンタシン®など）を併用することによって緑膿菌にsynergyを示します．well controlled studyは存在しませんが，緑膿菌の菌血症に対して生存率を改善したという報告があります[8)]．もっとも最近ではこれに異論もあります．同様にVentilater associated pneumoniae（VAP）に対してセファロスポリンとアミノグリコシドやフルオロキノロンの併用は，感受性のある原因菌である場合はメリットがなかったというstudyもあります[9)]．

　また真菌に対するsynegyを狙った併用療法としてはクリプトコッカス髄膜炎に対するアムホテリシンBとフルシトシンの併用が有名です．最近はHIV患者におけるクリプトコッカス髄膜炎に対するアムホテリシンBとフルコナゾールの併用療法でも同様にアムホテリシンB単剤より治療成功率が高いとするstudyもあります[10)]．

　また，ST合剤はsynergyを利用した合剤の抗菌薬です．スルファメトキサゾール（Sulfamethoxazole）とトリメトプリム（Trimethoprim）それぞれが異なった機序で病原性微生物の葉酸代謝経路を阻害するものです．

表1 臨床現場での synergy と antagonism

synergy が認められている併用例	① 腸球菌の感染性心内膜炎に対するβラクタム系製剤とアミノグリコシド系抗菌薬の併用療法 ② 黄色ブドウ球菌の感染性心内膜炎に対するβラクタム系抗菌薬とアミノグリコシド系抗菌薬の併用療法 ③ 緑膿菌菌血症に対するピペラシリンとアミカシンの併用療法 ④ ST合剤
synergy はないとされているが併用にメリットありとされている併用例	① 結核に対する多剤併用療法 ② HIV感染症に対するHAART ③ 壊死性筋膜炎に対するβラクタム系抗菌薬とクリンダマイシン(ダラシン®)の併用療法
antagonism はないとされているが無意味な併用例	① βラクタム/βラクタマーゼ阻害薬合剤(ユナシン®など)とクリンダマイシン(ダラシン®)の併用療法 ② カルバペネム系抗菌薬(チエナム®など)とクリンダマイシン(ダラシン®)の併用療法.いわゆるチエダラ(本当に意味がないです)
antagonism が認められている併用例	① 細菌性髄膜炎におけるペニシリン系抗菌薬とクロラムフェニコールの併用療法 ② 細菌性髄膜炎におけるペニシリン系抗菌薬とテトラサイクリン系の併用療法

4 特殊な併用例:溶連菌による壊死性筋膜炎に対してなど

　溶連菌,特にA群溶連菌の壊死性筋膜炎に対してはペニシリンとクリンダマイシンの併用療法を行います.これはあまりに多くの細菌が存在している感染巣ではペニシリンは抗菌力を示しにくい(eagle effect),ペニシリンとクリンダマイシンの併用療法は異なった機序で抗菌作用を示し,かつantagonismを示さない[1],クリンダマイシンがA群溶連菌による細胞外毒素などの産生を抑えるなどといった理由によります.**表1**に,臨床現場での併用にメリットがある場合とそうでない場合をまとめました.

　　　上級医「このように併用療法といってもその狙いはいろいろあります.単

に，併用すればいいものではありません．医療費の問題だけではなく，場合によっては併用療法によって互いに効果を減弱させてしまう**antagonism**といった効果を生じることもあります[12)][13)]」

A先生「逆効果なこともあるんですね．気をつけます」

つまずきポイント

本文でも書きましたが，無意味な併用療法が言い伝えられてきている病院は日本では少なくありません．上級医に教わったことはできれば自分でも成書で確認するようにしましょう．また，広域抗菌薬は必ず，カバーできない病原微生物を呼び込みます．カルバペネム投与下で真菌感染症などは最もよく見られるパターンです．

上級医のコツ

上級医のコツというほどでもないですが，常に他人の症例でも自分ならどうするかというシミュレーションを繰り返すと経験値が多くつめます．また，必ず，antibiogram（その施設内の抗菌薬感受性表）を意識して抗菌薬を選択しましょう．なければ作ってみましょう．よりよい感染症治療への最初の一歩です．

まとめ

抗菌薬の安易な併用はコスト，手間の問題だけでなく，antagonismが問題となる

参考文献

1) Zimmerli, W. et al. : Role of rifampin for treatment of orthopedic implant-related staphylococcal infections: a randomized controlled trial. Foreign-Body Infection (FBI) Study Group. JAMA, 279 : 1537-1541, 1998
2) Suerbaum, S. & Michetti, P. : Helicobacter pylori infection. N. Engl. J. Med., 347 : 1175-1186, 2002
3) Mandell, G. L. et al. : Enterococcal endocarditis. An analysis of 38 patients observed at the New York Hospital-Cornell Medical Center. Arch. Intern. Med., 125 : 258-264, 1970
4) Moellering, R. C. Jr. et al. : Studies on antibiotic synergism against enterococci. I. Bacteriologic studies. J. Lab. Clin. Med., 77 : 821-828, 1971
5) Rahal, J. J. Jr. : Antibiotic combinations: the clinical relevance of synergy

and antagonism. Medicine (Baltimore), 57 : 179-195, 1978
6) Watanakunakorn, C. & Glotzbecker, C. : Enhancement of antistaphylococcal activity of nafcillin and oxacillin by sisomicin and netilmicin. Antimicrob. Agents Chemother., 12 : 346-348, 1977
7) Korzeniowski, O. & Sande, M. A. : Combination antimicrobial therapy for Staphylococcus aureus endocarditis in patients addicted to parenteral drugs and in nonaddicts: A prospective study. Ann. Intern. Med., 97 : 496-503, 1982
8) Hilf, M. et al. : Antibiotic therapy for Pseudomonas aeruginosa bacteremia: outcome correlations in a prospective study of 200 patients. Am. J. Med., 87 : 540-546, 1989
9) Damas, P. et al. : Combination therapy versus monotherapy: a randomised pilot study on the evolution of inflammatory parameters after ventilator associated pneumonia [ISRCTN31976779]. Crit. Care, 10 : R52, 2006
10) Pappas, P. G. et al. : A phase II randomized trial of amphotericin B alone or combined with fluconazole in the treatment of HIV-associated cryptococcal meningitis. Clin. Infect. Dis., 48 : 1775-1783, 2009
11) Stevens, D. L. et al. : In vitro antimicrobial effects of various combinations of penicillin and clindamycin against four strains of Streptococcus pyogenes. Antimicrob. Agents Chemother., 42 : 1266-1268, 1998
12) Lepper, M. H. & Dowling, H. F. : Treatment of pneumococcic meningitis with penicillin compared with penicillin plus aureomycin: studies including observations on an apparent antagonism between penicillin and aureomycin. AMA Arch. Intern. Med., 88 : 489-494, 1951
13) Mathies, A. W. Jr. et al. : Antibiotic antagonism in bacterial meningitis. Antimicrob. Agents Chemother. (Bethesda), 7 : 218-224, 1967

Profile

大路　剛（Goh Ohji）
神戸大学大学院医学系研究科微生物感染症学講座感染症治療学分野助教．
神戸大学都市安全研究センター医療リスクマネジメント分野．
専門：感染症診療全般，一般内科全般，消化器内科全般．
今興味のある事柄：患者さんだけでなく他科医とのコミュニケーション技術の向上．
ひとこと：毎日寝る前に，30分だけでも何か1つのことをやり続けてみるときっといいことがあると思います．もちろん，医学の勉強以外でも形に残る事柄なら何でもいいでしょう．

岩田健太郎（Kentaro Iwata）
神戸大学大学院医学系研究科微生物感染症学講座感染症治療学分野教授．
神戸大学都市安全研究センター医療リスクマネジメント分野．
クイズです．「うつくしい鳥はペリカン」と言ったのは誰でしょう（答えは次ページコラムの下にあります）．

Column

アジアンスタンダード

「日本の抗菌薬の保険適応は少ない」「いや，日本人は小さいから北米やEUでの抗菌薬投与量よりずっと少なくていいのだ．人種差だ」という議論はよく耳にします．日本の保険適応容量設定が，薬物動態（pharmacokinetics），薬力学（pharmacodynamics）を無視していることが多いのは別としても，アジアのほかの国もだいたいは北米やEUの投与量と同様です．タイの医学生に「なんで日本人はユナシン® 3 gを1日2回投与で肺炎が治るのですか」と聞かれて唖然としたことがあります．

タイの医学生：岡秀昭先生より

Q14 ブロードスペクトラム（広域）の抗菌薬は，どのようなときに使うべきなのでしょうか？

第3章　抗菌薬処方時のさまざまな問題

広域抗菌薬投与は本当に万能で安心な治療なのでしょうか？

Case

ある研修医の疑問

A先生「抗菌薬を2種類使用するのは慎重にってのはわかりました（Q13参照）．それじゃ，重症感染症でいろいろな細菌をカバーしたいときにはantagonismなどが起こらないよう単剤でブロードスペクトラムの抗菌薬を使用すればいいのですか？」

上級医「それは一概には言えないね．グラム陽性球菌全般をカバーするグリコペプチド系の乱用はバンコマイシン耐性腸球菌（VRE：Vancomycin resistant Enterococci）を生む原因になります．また，グラム陽性球菌とグラム陰性桿菌を幅広くカバーするカルバペネム系抗菌薬の乱用は耐性グラム陰性桿菌や真菌感染症のリスクになりますね．こと細菌感染症に限って言えばブロードスペクトラムの抗菌薬を使用するのは

① 原因菌がわからないときの初期治療
② さまざまな細菌をカバーする必要性がある場合
③ 狙いは絞れるが耐性菌であるためしかたなく使用する場合

の3通りですね」

1 原因菌がわからない場合

院内発症の敗血症性ショックや壊死性筋膜炎など全く見当がつかない重

症感染症の場合です．併用しての投与でもいいのですが，1剤の方がコスト，手間の点から有利なことが多いからです．もちろん，投与前に血液培養や各種培養を採取しておくのは当然です．

2 さまざまな細菌をカバーする必要がある場合

これは，主に嫌気性菌をカバーする必要がある場合が多いでしょう．特に*Bacteroides*属に信頼できる抗菌力をもつメトロニダゾール（フラジール®）の経静脈投与ができない日本では必要性が増します．具体的には市中感染の腹腔内膿瘍ではグラム陰性桿菌に加え，横隔膜下の嫌気性菌全般をカバーする必要があります．セフトリアキソンなどでは腹腔内にいる嫌気性菌をカバーできないのでアンピシリン/スルバクタム（ユナシン®）などを投与します．

3 狙いは絞れるが耐性菌であるためしかたなく使用する場合

例えば，ESBL※産生のグラム陰性桿菌でセファマイシン系に耐性の場合はカルバペネム系を使用せざるをえません．MRSA感染症においてバンコマイシンを使用するのも同様です．

※ ESBL（extended spectrum β lactamase）：セファロスポリンの大半を分解してしまう．

A先生「併用するにしても，広域抗菌薬を使用するにしてもやっぱり抗菌薬の特徴とカバーする範囲，微生物の特徴と患者さんの状態の情報が一番大事なんですね」

上級医「その通りです」

まとめ

いわゆる"ブロードな抗菌薬"は，オーダーする前にもう一度必要性を検討しよう．投与前には必ず培養をとること

参考文献

1 ）青木　眞：「レジデントのための感染症診療マニュアル　第2版」，医学書院，2008
2 ）Mandell, G. L. & Dolin, R. eds. : "Principles and Practice of Infectious Diseases, 6th ed.", Churchill Livingstone, 2004

Profile

大路　剛（Goh Ohji）
神戸大学大学院医学系研究科微生物感染症学講座感染症治療学分野助教.
神戸大学都市安全研究センター医療リスクマネジメント分野.
Q13参照.

岩田健太郎（Kentaro Iwata）
神戸大学大学院医学系研究科微生物感染症学講座感染症治療学分野教授.
神戸大学都市安全研究センター医療リスクマネジメント分野.
Q13参照.

Q15 内服薬の選び方がよくわかりません

第3章 抗菌薬処方時のさまざまな問題

どのようなときなら，最初から内服で治療可能なのでしょうか．
またどのような内服抗菌薬を選択すればいいのでしょうか？

Case

発熱を主訴に救急外来に受診した生来健康な40代の女性．身体所見，採血・尿検査などより腎盂腎炎と診断した．高熱があり，ぐったりしている．ショックまでには至っていないが，身体所見および検査所見は全身性炎症反応症候群（systemic inflammatory response syndrome：SIRS）の診断基準を満たしており，敗血症をきたしていると考えられた．尿のグラム染色もしっかり行い，腸内細菌を疑うグラム陰性桿菌が認められた．「これは入院してもらって，セフェム系の点滴で大丈夫だな」と思って入院治療を勧めた．ところが女性は「点滴は嫌い！入院もしたくない！飲み薬で治してちょうだい」と言ってきた．

1 はじめに

　抗菌薬を選ぶときには，薬の種類とともに投与ルートも重要です．救急外来に来た患者さんを感染症と診断し，抗菌薬で治療する必要があると判断したとします．外来で点滴治療を行うなどの手段もありますが，点滴治療が必要なのか，内服でも大丈夫なのか判断することはその患者さんを入院させるのかどうかということに大きくかかわってきます．日常診療でよくみかける感染症の多くには歴史的な知見の集積があり，ガイドラインなどによって投与薬剤，経路，期間などが決まっています．したがって通常はサンフォード感染症治療ガイド[1]などのマニュアルを参考にして投与薬剤，投与ルートを決定しますが，実際の臨床の場では教科書的な方法が選べない状況もありえます．この症例のように患者さんの要望により内服を選ばざるをえないことや，血管が細くてどうしても点滴が入らないことなどは珍しくはありません．逆に内服で投与したいのに嚥下障害や腸閉塞な

どのために内服できない場合もあります．投与ルートとして点滴と内服の違いは何なのでしょうか．

2 経口投与と経静脈投与の違い

静注薬の方が「**血中に薬剤をすみやかに確実に届ける**」ことができます．しかし内服薬の方は「**値段が安く，点滴ラインも不要**」なので，もし有効性や副作用に差が出ないのであれば内服薬を選択すべきです．投与ルートを考えるときに，もしガイドラインや質の高い臨床試験などによって「この場合は内服でOK」のようなエビデンスがあれば判断に困らないでしょう．しかしそういった裏付けがなくて「内服でも大丈夫なのかなあ？」と自信のない場合には理屈で考えていくしかありません．抗菌薬投与の理屈というのは，薬物動態（pharmacokinetics：PK）と薬力学（pharmacodynamics：PD）のことです．薬物動態（PK）とは**薬を投与したときに血中濃度がどのように変化していくか**であり，薬力学（PD）とは**薬が病原微生物に対してどのように作用するか**です．そしてPKとPDを組み合わせると抗菌薬を患者さんに投与したときにどのように病原微生物に作用するか臨床上の効果を予測することが可能になります．PK/PDの観点から考えた場合，内服薬と静注薬の最も大きな違いは投与後に得られる血中濃度の違いです．もし内服投与された薬剤が完全に吸収されて血中に移行するならば，静注の場合と同程度の有効性，副作用が予測されます．逆に消化管から吸収されにくかったり，途中で分解・代謝を受けてしまう薬剤では静注で投与した場合と比べると得られる血中濃度は低くなり，有効性も低下してしまいます．ここでポイントとなるのはbioavailability（生体利用率）です．

3 bioavailability（生体利用率）とは

定義

$$\text{bioavailability（\%）} = \frac{\text{内服投与したときのAUC}}{\text{静注投与したときのAUC}} \times 100 \quad \left(\begin{array}{l}\text{AUC：area under the curve} \\ = \text{血中薬物濃度曲線下面積}\end{array}\right)$$

内服した薬が腸管から吸収されてどれくらい全身循環にめぐるかという指標をbioavailability（生体利用率）と言い，内服薬を検討するときに重要な指標です．bioavailabilityは1）抗菌薬の性質と，2）投与されるhost（生

体側）の状態によって規定されます．

1）抗菌薬の種類による違い

　内服された薬剤はまず胃酸にさらされることになり，酸に弱い薬剤はここで分解されてしまいます．胃酸で分解されなかった薬剤は腸管から吸収され，門脈循環にのって肝に到達しますが，一部の薬はここでまた分解・代謝を受けます．これを初回通過効果といいます．これらのプロセスを経て，全身循環にめぐっていくためbioavailabilityの高い薬剤というのは酸に強く，腸管吸収がよく，初回通過効果を受けにくいという性質が要求されます．例えばクリンダマイシンなどはbioavailabilityが100％に近い薬剤であり，内服で投与しても吸収がよく，点滴で投与されたときとほぼ変わりのない血中濃度を得ることができます．逆にバンコマイシンなどはbioavailabilityが低く，内服で投与されてもほとんど吸収されず便になって出ていってしまいます（**表1**）．

2）host（生体側）の状態など

　薬剤本来の性質としてbioavailabilityが高かったとしても，host（生体側）の全身状態など不確定な要素も薬剤の吸収に大きくかかわっています．内服薬を投与するときには消化管機能が保たれていることがまず重要であり，下痢やショックのような状況では薬剤の吸収もおぼつきません．開腹手術後の経口シプロフロキサシンのbioavailabilityを調べた研究では，特に腹膜炎のある場合には吸収率が落ちることが示されています[2]．食事内容や併用薬，胃酸の程度によって吸収率が変わるものもあり注意が必要です．加齢によるbioavailabilityの変化はあまりないと言われていますが，高齢者は胃酸分泌が低下している場合があるのでペニシリンGなど胃酸に弱い薬剤では吸収が良くなる可能性があります．

4 どういった抗菌薬が内服できるか

　内服投与を考慮する場合には，基本的にその薬剤のbioavailabilityが高いことが必要であると言えます．ただしいくらbioavailabilityが高くても保険上の制約などから十分量の抗菌薬投与が困難な場合もあります．例えば静注薬のアンピシリンの場合には4～8 g/日程度使用することが多いのですが，その用量を内服で投与することは困難です．逆にbioavailabilityが低く

表1　代表的抗菌薬の bioavailability

薬剤略号（商品名®）	Bioavailability	食事の影響	その他
DBECPCG（バイシリンG）	データなし	↓	吸収はおそらく悪い
AMPC（サワシリン）	74〜92%	なし	プロベネシド併用で濃度↑
AMPC/CVA（オーグメンチン）		なし	CVAの吸収は良好
CEX（ケフレックス）	90〜99%	なし	
CCL（ケフラール）	50〜90%	↑	
CTM（パンスポリンT）	69%	不明	
CDTR-PI（メイアクト）	16%	↑↑	制酸剤など胃酸↓で吸収↓
CPDX-PR（バナン）	50〜80%	↑↑（>20%↑）	制酸剤など胃酸↓で吸収↓
CFDN（セフゾン）	16〜25%	↓（10%↓）	
EM（エリスロシン）	18〜45%	↓	
CAM（クラリシッド）	50〜55%	なし	
AZM（ジスロマック）	34〜52%	↓	制酸剤（Al, Mg含有）の併用で濃度↓
CPFX（シプロキサン）	60〜70%	なし	制酸剤（Al, Mg含有），鉄剤の併用で濃度↓
LVFX（クラビット）	98%	なし	制酸剤（Al, Mg含有），鉄剤の併用で濃度↓
MINO（ミノマイシン）	90〜100%	↓	制酸剤（Al, Mg含有），鉄剤の併用で濃度↓
DOXY（ビブラマイシン）	90〜100%	↓（<20%↓）	制酸剤（Al, Mg含有），鉄剤の併用で濃度↓
CLDM（ダラシン）	>90%	なし	
Metronidazole（フラジール）	80〜99%	なし	
ST（バクタ）	95〜100%	なし	
LZD（ザイボックス）	100%	なし	

DBECPCG：ベンジルペニシリンベンザチン，AMPC：アモキシシリン，AMPC/CVA：アモキシシリン/クラブラン酸，CEX：セファレキシン，CCL：セファクロル，CTM：セフォチアム，CDTR-PI：セフジトレン・ピボキシル，CPDX-PR：セフポドキシム・プロキセチル，CFDN：セフジニル，EM：エリスロマイシン，CAM：クラリスロマイシン，AZM：アジスロマイシン，CPFX：シプロフロキサシン，LVFX：レボフロキサシン，MINO：ミノサイクリン，DOXY：ドキシサイクリン，CLDM：クリンダマイシン，LZD：リネゾリド

ても抗菌活性や病巣への移行性に優れていたり，安全性が高く高用量の投与ができる薬剤が選択される場合もあるので一概には言えません．外来で処方される頻度の高いセフェム系薬剤の場合には3世代セフェムのbioavailabilityが低い傾向にあり，「1世代より3世代の方がよく効きそう！」と単純に思いこんではいけません．クロストリジウム関連下痢症の場合には，経口バンコマイシンが腸管より吸収されず，腸管内で高い濃度を保つことができるという性質を逆に利用して治療に用いています．

5 内服薬と静注薬のいずれを選択するか

1) 内服薬を使用する場合

　一般的に外来で治療される軽症例には内服薬が選択されることが多いです．肺炎や尿路感染症治療などでは急性期は入院のうえ静注薬で治療を行い，臨床的改善が得られれば内服薬にスイッチして外来で治療継続することが勧められる場合もあります．処方する際には嘔吐や下痢などはないか，処方に沿ってしっかり内服してくれそうか確認することも必要です．やや特殊な例としてはニューモシスチス肺炎治療の際に使用するバクタ®などは消化管機能に問題がないかぎり原則として内服が選択されます．

2) 静注薬を使用する場合

　敗血症性ショックをきたしている状況などでは確実に，急速に血中濃度を高める必要があるため静注薬が絶対的に勧められます．敗血症では循環動態も不安定で下痢になることもあり，吸収が保障されないため基本的には点滴を選択した方がよいです．重篤な疾患である髄膜炎，心内膜炎などでは高い血中濃度を維持する必要があり静注薬を使用します．

3) 静注薬が望ましいが，内服薬で治療せざるをえない場合

　前提条件として経口摂取が可能，消化管機能が保たれているということがまず必要です．そのうえでPK/PDを考慮した選択をしますが，内服と静注の臨床効果を比較した試験があればさらに安心して薬剤を選択できます．例えばレボフロキサシンなどのニューキノロン剤はPK/PDの面からも，臨床試験の結果からも内服と静注では差がほとんどないとされるので，内服薬を選択しやすいです．腎盂腎炎の初期治療として内服と静注のシプロフ

ロキサシンでは有効性に差がないとする結果も報告されています[3]．

4）今回の症例への対応

> 嘔吐や下痢症状などはなく，食事や水分の摂取ができることを確認した．至急腹部エコーを行ったが，尿路結石や水腎症などはなかった．敗血症の可能性があり，症状悪化時には救急外来を受診してもらうように説明をして，患者および家族の同意を得た．静注薬に匹敵する有効性が考えられるシプロフロキサシンの内服処方を行って，外来通院治療をすることになった．

まとめ

抗菌薬の種類，投与経路を選択するときには，歴史的な知見や信頼性の高い臨床試験などから推奨される投与薬剤，投与ルートをまず優先する．それが困難な場合にはPK/PD＝理屈に基づいて薬剤のbioavailabilityや全身状態を参考にして薬剤を選択する

参考文献

1) 戸塚恭一，橋本正良 監修：「サンフォード感染症治療ガイド：日本語版．2008」(Gilbert, D. N. et al. eds.)，ライフサイエンス出版，2008
2) Hackam, D. J. et al. : Bioavailability of Oral Ciprofloxacin in Early Postsurgical Patients. Arch. Surg., 133 : 1221-1225, 1998
3) Mombelli, G. et al. : Oral vs Intravenous Ciprofloxacin in the Initial Empirical Management of Severe Pyelonephritis or Complicated Urinary Tract Infections. Arch. Intern. Med., 159 : 53-58, 1999

Profile

古宮伸洋（Nobuhiro Komiya）
国立感染症研究所感染症情報センターFETP．
FETPとは「実地疫学専門家養成コース（＝Field Epidemiology Training Program）の略称です．感染症に興味のある仲間と楽しくアウトブレイク対応等を学んでいます．

Q16 抗真菌薬の種類や使い方がよくわかりません

第3章 抗菌薬処方時のさまざまな問題

どのような場面で投与し，どのように使い分けるのでしょうか？

> **Case**
> 消化器外科で研修中のA先生．結腸癌穿孔の手術後で中心静脈栄養中，ICU管理となっている患者の発熱が10日間持続している．今朝から血圧も不安定である．手術時から重症の腹腔内感染症の治療としてカルバペネム系抗菌薬の投与が続いている．指導医に相談したところ「うーん，これだけカルバペネムを投与しても投与しても熱が持続するということは原因は細菌じゃなくてカビだな．じゃあ，カルバペネムに抗真菌薬を追加して治療してみようか．じゃあ僕が使った経験が多いフルコナゾール（ジフルカン®）を追加してみよう…」

1 はじめに

　本項のテーマは「抗真菌薬の使い方」です．しかしながら感染臓器を特定して起因菌を確定し最適な抗真菌薬を選択する，起因菌確定前には患者背景，臨床症状，検査所見からそれを推測して適切な抗菌薬を選択するというプロセスは細菌感染症でも真菌感染症でも同じです．したがって，抗真菌薬を適切に処方するためには，**各抗真菌薬の特徴，抗真菌薬の投与が適応となる状況**だけではなく**真菌ごとの発症危険因子・感染臓器，真菌感染症の起因微生物の診断方法**を知る必要があります．

　真菌感染症は感染が皮膚や粘膜に限局する「表在性真菌症」と感染が深部臓器や血液中へと及ぶ「深在性真菌症」に大別されます．抗真菌薬の全身投与の適応となるのは主に深在性真菌症ですので本項ではこれについて解説します．ただし，表在性真菌症でも食道カンジダ症などのように抗真菌薬全身投与の対象となる場合はあり，さらに真菌の血流感染症や播種性感染症の一表現として皮疹がみられて診断の契機となる場合[1]もあります．

なお,「侵襲性真菌感染症」の用語も深在性真菌症と近い意味でしばしば用いられます.

2 「カビ」ではなく「カンジダ」「アスペルギルス」を治療する

真菌の種類ごとに主な感染臓器,感染症をきたす患者背景,各抗真菌薬の有効性は異なるために鑑別対象としている真菌の具体的な名称を意識しておかなくてはなりません.これがないと「あてずっぽう」で抗真菌薬を選ぶことになり治療成功から遠ざかることになります.**カンジダに関しては菌種ごとに抗真菌薬感受性が異なるため** "C. albicans" "C. glabrata" のように「下の名前」も大事です.

ほとんどの医師にとって遭遇する機会が圧倒的に多いのはカンジダ症ですので,まずはこれに詳しくなるのが抗真菌薬を上手に使いこなすための近道です.さらに原疾患および治療薬による免疫不全を伴う患者を診療する医師の場合はアスペルギルス症を考慮する機会も少なくないでしょう.まずはこの2つを**表1**(次ページ)に整理しておきましょう.

その他の真菌については,クリプトコッカスが肺浸潤影や亜急性髄膜炎(特にHIV患者の)の重要な鑑別診断であること,ヒストプラズマ,コクシジオイデスなどの地域流行型真菌は国内では輸入感染症としてみられることが主であること,接合菌が高度免疫不全患者にアスペルギルス症と似たような感染症(肺,副鼻腔)をきたすがボリコナゾールが無効であることなどを知っておくとよいでしょう.

3 各抗真菌薬の特徴

使用頻度が高い抗真菌薬の特徴を**表2**(114〜115ページ)に示します.**アスペルギルスに有効か？経口投与が可能か？副作用は？といった点に注目して整理しておきましょう**.一般細菌とは異なり現時点では特定の菌種における抗真菌薬感受性のばらつきは小さいため,検出菌の菌種名を同定できれば**表2**を参考に抗真菌薬の選択が可能です(重症感染症,治療反応不良などの場合は感受性試験も検討).

アムホテリシンBは抗真菌スペクトラムが広く,使用経験も豊富な「切

表1 深在性カンジダ症と侵襲性アスペルギルス症の臨床上のポイント

	深在性カンジダ症	侵襲性アスペルギルス症
発症危険因子	中心静脈カテーテル挿入,ICU長期滞在,広域抗菌薬使用,悪性腫瘍と抗腫瘍薬使用（その結果による好中球減少症）,副腎皮質ステロイド薬使用,免疫抑制剤使用,腹部手術後など	造血幹細胞移植後,血液系腫瘍,長期にわたる好中球減少,高用量ステロイド・免疫抑制剤使用,肺移植後など.免疫正常者における侵襲性アスペルギルス症の報告はある[2)3)]が稀であり通常は考慮しない*
主な感染臓器	血液（カテーテル関連血流感染症）,眼球（眼内炎）,肝臓・脾臓,心臓（心内膜炎）	肺が最も頻度が高く,副鼻腔,中枢神経が続く
微生物学的診断のポイント	・皮膚や消化管,尿路に半常在しているので血液や髄液などの無菌検体を除いて培養陽性＝起因菌とはならない ・呼吸器や尿路の培養検体からしばしば検出されるが,これらの臓器感染症の真の起因微生物であることは稀 ・一方で血液培養から検出された場合は2セット中1セットのみの検出であってもコンタミネーションとはみなさず必ず治療対象とすべきである ・深在性カンジダ症における血液培養の陽性率は必ずしも高くない（約50%との報告あり[1)]） ・深在性カンジダ症を疑う状況では眼底検査を行う.眼内炎の存在からカンジダ症の診断に至る例は少なくない	・組織検査が最善の診断法であるが形態が類似する糸状菌との区別は困難なこともあるので注意 ・肺浸潤影を伴う高リスク患者で呼吸器検体からアスペルギルスが培養されれば侵襲性肺アスペルギルス症が示唆される.ただし検出頻度は低い ・免疫正常者の場合の呼吸器検体から培養された場合はコンタミネーションの可能性もある（もともと環境中に存在する微生物である） ・血液培養は診断には役立たない（検出されたとしてもコンタミネーション）

＊免疫が比較的保たれている患者にはアレルギー性気管支肺アスペルギルス症や空洞への定着であるアスペルギローマのような病態を呈する.また侵襲性と定着の中間の病態も存在し（文献4）,亜急性から慢性に進行する侵襲性の感染症を呈する

り札」的抗真菌薬ですが,ほぼ必発の腎障害をはじめとした副作用の頻度が高いことが使用の機会を少なくしています.リポソーマルアムホテリシンBはアムホテリシンBと同等の効果を有し,副作用の頻度はより少ない

表2　主要な抗真菌薬の特徴

一般名	アムホテリシンB	フルコナゾール	ボリコナゾール	ミカファンギン
商品名	ファンギゾン® アムビゾーム®※1	ジフルカン®※2 プロジフ®※3	ブイフェンド®	ファンガード®
薬剤系統	ポリエン系	アゾール系	アゾール系	エキノキャンディン系
抗真菌スペクトラム※4				
Candida albicans	○	◎	○	○
Candida glabrata	○	△	○※6	◎
Candida krucei	○	×	○※6	◎
Other Candida spp.	○※5			
Aspergillus spp.	○※5	×	◎	
Cryptococcus neoformans	◎	○	○	×
接合菌	◎	×	×	×
副作用の頻度	高頻度※7	低頻度	中等度	低頻度
副作用	腎障害，電解質異常，発熱，悪寒，アナフィラキシー，貧血など	肝障害，皮疹，催奇形性	視野障害（初期に多く次第に軽減），肝障害	肝障害
薬剤相互作用	少ない	要注意	要注意	少ない※8
投与経路	静注※9	静注，経口	静注，経口	静注
経口薬の血中への移行	移行しない	良好	良好	経口薬なし
中枢神経移行	△※10	○	○	×※11
腎障害時の投与量調整	不要	必要	不要（ただしクレアチニンクリアランス＜50 mL/分では静注薬は投与禁忌）	不要

※1：アムビゾーム®（一般名リポソーマルアムホテリシンB）はアムホテリシンBの脂質製剤で，副作用（主に腎機能障害）が軽減された薬剤である．標準投与量がアムホテリシンBと異なるので注意．効果は概ね同等．
※2：フルコナゾールは後発品が多数発売されているがここではその商品名は割愛．
※3：プロジフ®（一般名ホスフルコナゾール）はフルコナゾールのプロドラッグで臨床的にはフルコナゾールと同等に扱ってよい．
※4：第一選択薬を◎，その他の有効な薬剤を○，投与量によっては有効な薬剤を△，無効な薬剤を×とした（ただし重症度や感染臓器などにより変更する場合もある）．重要なポイントを赤字とした．

（次ページにつづく）

(**表2**脚注：前ページよりつづき)

※5： *Candida lusitaniae*, *Aspergillus terreus* に対してはアムホテリシンBの効果が低いとされる．
※6： フルコナゾールの効果が低い *Candida glabrata*, *Candida krucei* に対してもボリコナゾールは有効との意見もあるが交叉耐性の懸念もあり使用しない方が無難．
※7： アムホテリシンBの副作用を軽減するために投与法を工夫したり前投薬を行うことがある．詳細は文献5を参照．
※8： ミカファンギンは薬剤相互作用の少ない薬剤であるがシクロスポリンとの併用においてはシクロスポリンの血中濃度をモニターしておくのが安全（文献6）．
※9： 経口薬も存在するが消化管から吸収されないため深在性真菌症の治療薬としては用いられない．
※10： 中枢神経への移行は不良であるが中枢神経感染症の治療の知見が最も多いためクリプトコッカス髄膜炎などの中枢神経感染症の治療薬として用いられる．
※11： 眼内への移行はデータ不十分であるが同系統の薬剤であるカスポファンギンでは眼内炎の治療失敗の報告がある（文献7）．

薬剤ですが高価であることがネックとなります．
　アゾール系の抗真菌薬では薬剤相互作用が特に重要であり，使用の際には必ずその都度現在使用している薬剤との相互作用がないか確認する必要があります．
　なお，イトラコナゾール（イトリゾール®）はアスペルギルスにも有効なアゾール系抗真菌薬ですが，同系統のボリコナゾールが侵襲性アスペルギルス症の第一選択薬として確立しており，カンジダ症の治療においても他剤に優先する理由がないため本項では割愛しました．ただしヒストプラズマ症，コクシジオイデス症などの地域流行型真菌症の治療においては重用する薬剤です．

4 抗真菌薬治療適応の考え方と治療経過の見守り方

　抗真菌薬を投与する状況には**標的治療，先制攻撃的治療，経験的治療，予防投与**があります[8]．今，どの理由で抗真菌薬を用いるのかを意識することが適切な薬剤の選択と戦略の検討のために必要となります．

1）標的治療：微生物学的診断が確定して行う治療

　深在性真菌症の起因微生物の確定は病理組織検査での真菌の組織への侵襲の証明，血液培養での起因微生物の検出，感染臓器から無菌的に採取された検体の培養検査での起因微生物の証明によりなされます．

❶ 深在性カンジダ症の治療

　C. albicans，*C. parapsilosis*，*C. tropicalis* による深在性真菌症の治療にはフルコナゾール（ジフルカン®）が，*C. glabrata*，*C. krucei* による深在性真菌症（眼内炎を伴わない場合）の治療にはミカファンギン（ファンガード®）が用いられます．上記治療に不応のカンジダ症あるいは *Candida* spp. による心内膜炎・中枢神経感染症の場合はリポソームアムホテリシンB（アムビゾーム®）も用いられます．

　治療終了後の再発を避けるために感染臓器ごとに必要な治療期間の完遂を目指す必要があり，例えば合併症のない血流感染症であれば血液培養陰性化から2週間の抗真菌薬投与が必要となります．有効なはずの治療を開始しても改善が乏しい場合，血液培養が陰性化しない場合には，眼内炎，心内膜炎，肝臓・脾臓，骨などの播種巣の見落としがないか検索する必要があります．**特に眼内炎は長期の抗真菌薬治療を要し時に外科治療，局所治療の追加を要するカンジダ血症の重要な合併症であり，すべてのカンジダ血症患者で眼底検査により検索することが推奨されています**[9]．

❷ 侵襲性アスペルギルス症の治療

　ボリコナゾール（ブイフェンド®）が第一選択薬となります．明確な治療期間は確立していませんが月単位の治療となり，抗腫瘍治療の継続などにより免疫不全の合併が続く場合は治療を終了できないことも多いです．侵襲性アスペルギルス症は適切な治療を開始しても臨床的，画像的に改善がみられるまで時間がかかるので有効・無効の判断が困難です．もし確定診断が得られていなければほかの微生物の関与の可能性を考えながらの治療を強いられることになります．

2) 先制攻撃的治療：深在性真菌症の高リスク患者で感染症の臨床症状を認め，かつ深在性真菌症を示唆する画像所見や臨床検査所見を認めた例に行う治療

3) 経験的治療：深在性真菌症の高リスク患者で感染症を示唆する臨床症状があるが，起因菌が同定されない場合に行う治療

❶ 深在性真菌症を示唆する症状・所見

　深在性真菌症の培養検査での起因菌検出率が細菌感染症と比して低いこと，確実な診断のための組織検査のためには侵襲的な手技を要すること，その反面，確定診断を得るまで治療を遅らせることは予後を悪化させる要因

となりうること[10]により先制攻撃的治療，経験的治療に踏み切ることがあります．この判断の難しさが真菌感染症診療の肝となります．

先にあげたような深在性真菌症の危険因子を有する患者で発熱・低体温，血圧低下などの感染症を示唆する所見を認め，深在性真菌症に合致する臨床所見，検査所見があれば先制攻撃的治療の開始を検討します．深在性真菌症を示唆する臨床所見，検査所見には表3のようなものがあり免疫不全患者の評価の参考にはなりますが絶対的な基準ではありません．

最近話題にのぼることの多い**β-D-グルカンやアスペルギルス抗原**などの真菌関連血清検査は，偽陽性・偽陰性もみられ，ある患者群で評価された臨床試験の結果が他の患者群にも適応できるとは限らないなどの限界があるため，あくまで危険因子が存在する患者における「暫定診断」の材料の1つにすぎません（ただしクリプトコッカス抗原が髄液から証明された場合は例外的に確定診断の根拠としてよいとされます[11]）．

❷ 治療の実際

抗真菌薬による経験的治療を考慮する2大セッティングはカンジダ症のリスクが高いICU患者と好中球減少時の発熱患者です．

広域抗菌薬投与にもかかわらず発熱が持続する高リスクのICU患者で，カンジダの経験的治療を行うか否かについてはしばしば頭を悩ませられます．このような患者群に対して一律に抗真菌薬を投与することは必ずしも患者の予後改善には結びつかない[12]と考えられますが，患者の危険因子の数，血行動態などの全身状態などを考慮したうえで経験的治療に踏み切ることはあります．この判断に患者のカンジダのコロナイゼーション部位の数や血清β-D-グルカンを活用しようとする試みはあります[13]がまだ確立していないために，結局は臨床状況から総合的に判断することになります．

好中球減少の遷延している患者で広域抗菌薬投与にもかかわらず5〜7日間発熱が持続する場合はカンジダ，アスペルギルスなどの関与を考えて経験的治療に踏み切ることが多いです[14]．

予防などの目的ですでに抗真菌薬を投与している状況下で経験的治療を行う場合，現在投与している抗真菌薬でカバーされない真菌の関与（**ブレイクスルー**）を考えることが薬剤の選択に役立ちます．例えばフルコナゾール予防投与中の患者のカンジダ症では*C. glabrata*，*C. krucei*を，ボリコナゾール無効の侵襲性肺真菌症では接合菌などを考慮します．

表3 深在性真菌症を示唆する臨床所見と検査所見 （文献11より引用）

臨床基準

<胸部CTでの以下のいずれかの所見[※1]>
- 境界明瞭で濃厚な浸潤影（Halo signを伴う場合はより強く示唆される）
- air-crescent sign
- 空洞形成

<画像検査で副鼻腔炎の所見がありさらに以下のいずれかの臨床所見>
- 急性の局在性の疼痛（眼へと放散する痛みを含む）
- 黒色焼痂を伴う鼻腔の潰瘍
- 副鼻腔から骨を越えての周囲への進展（眼窩内を含む）

<中枢神経の画像検査で以下のいずれかの所見>
- 占拠性病変
- CT，MRIにおける髄膜の造影効果

<播種性カンジダ症を示唆する以下のいずれかの所見>
- 肝臓・脾臓のbull's eye状の微小膿瘍
- 眼底検査での進行性眼内炎所見

微生物学的基準

<細胞診，塗抹検査，培養検査>
- 喀痰，気管支肺胞洗浄液，気管ブラシ，副鼻腔吸引検体から糸状菌が検出

<間接検査>
- 血清，血漿，気管支肺胞洗浄液，髄液からアスペルギルス抗原を検出[※2]
- 血清β-D-グルカン上昇（クリプトコッカス，接合菌以外の真菌感染症を示唆）[※3]

※1：Halo sign（浸潤影の周囲を淡いすりガラス陰影が取り巻く像）やair-crescent sign（陰影内部の三日月状の透瞭像）は侵襲性肺アスペルギルス症を示唆する所見として有名であるが，同じく血管浸潤をきたす接合菌や他の微生物でも同様の像を呈することもあり，また患者の免疫状態によって肺アスペルギルス症の画像所見は典型像をとらないことも多い．

※2：血清アスペルギルス抗原検査の偽陽性の原因としてタゾバクタム・ピペラシリン（ゾシン®）投与，アモキシシリン・クラブラン酸（オーグメンチン®）投与などが知られている．

※3：血清β-D-グルカンの偽陽性の原因としてセルロース素材の透析膜を用いた血液透析，血液製剤（アルブミン製剤，グロブリン製剤）使用，溶血検体，高グロブリン血症などが知られている．

　　先制攻撃的治療，経験的治療を行う決断をした場合は，深在性真菌症の診断はあくまで暫定的なものであるという緊張感を保ちながら診療を続ける必要があります．具体的には確定診断を目指しての組織検査・培養検査を行うこと，発熱の他の原因を引き続き評価する[15]こと，感染部位がわかっている場合でも起因微生物が真菌以外である可能性も考慮すること，で

す．そして，経過中に起因微生物が特定された場合には上記の標的治療に切り替えます．

好中球減少時の発熱の経験的治療として抗真菌薬を投与した場合，この患者群では一般的に感染臓器が明らかになりにくいことが多く起因微生物の同定も難しいために発熱の経過，好中球の回復をみながらガイドライン[14]に沿った経過観察を行うことが多いです．ただし経過のなかで感染臓器が明らかになってくることがあるので日々の臨床所見の変化に気を配ります．

＜処方例＞
● 冒頭のCaseに対して

中心静脈カテーテル挿入中，広域抗菌薬投与中，腹部手術後のICU患者ということでカンジダ症のリスクは高く，発熱に加え血圧低下も認めるため経験的治療に踏み切ります．

ミカファンギン（ファンガード®）静注　100〜150 mg　24時間ごと

* カンジダ症の経験的治療として，好中球減少がある場合，血圧低下など重症感染症が示唆される場合，*C. glabrata*, *C. krucei* が患者に定着している場合などはミカファンギンの使用が好まれ，それ以外の場合はフルコナゾールの使用が検討されます[16]．
* 確定診断のために血液培養2セットを採取し，眼底検査を依頼．中心静脈カテーテルも抜去．
* カテーテル関連感染症の起因菌としてカルバペネムが無効なメチシリン耐性ブドウ球菌や耐性グラム陰性菌が関与しているかもしれないのでカルバペネムは中止してこれらをカバーする抗菌薬を追加．消化管穿孔術後の腹腔内膿瘍，院内肺炎，尿路感染症，薬剤熱，腫瘍熱，深部静脈血栓症なども鑑別となるのでこれらも迅速に評価します．

つまずきポイント
確定診断前に深在性真菌症と決めつけるとその他の発熱の原因を見落とす危険がある．一歩立ち止まって鑑別診断の慎重な検討を．

- 好中球減少中の発熱に対しての広域抗菌薬使用も7日間発熱が持続している患者．胸部CTで新たな浸潤影の出現あり，血清アスペルギルス抗原検査が陽性

  アスペルギルス症のリスクのある患者でそれを支持する臨床所見と血清検査結果があるので先制攻撃的治療を行います．

  ボリコナゾール（ブイフェンド®）静注
  初日6 mg/kg　12時間ごとを2回
  2日目以降3〜4 mg/kgを12時間ごと

  ＊ 気管支鏡検査での確定診断を検討します．もしかしたらボリコナゾールが無効な接合菌感染症かもしれませんし，あるいは真菌以外の病原体が関与しているかもしれません．

4）予防投与：深在性真菌症の発症リスクが高い患者で発症を抑えるために前もって行う抗真菌薬投与

抗真菌薬予防投与の有益性に関する研究は，多くの患者を対象としなければ有効性の検証が困難である一方で，基礎疾患や患者背景を統一した患者のみを対象としなければ確かな情報が得られないというジレンマがあり，有益性が確立している患者群は限定されています[17]．

同種幹細胞移植患者の場合は抗真菌薬の予防投与が予後を改善することが示されており，標準的なプラクティスとなっています．また，化学療法施行により長期の好中球減少が予想される白血病患者においても抗真菌薬の予防投与により深在性真菌症の発症とそれによる死亡を減少させることが期待されます[18]．ICU患者においても特にカンジダ症発症のリスクが高い場合には予防投与が有益な可能性がありますがどのような場合が真に適応となるべきかは未だ明確ではありません．

まとめ

① 患者の感染症リスクを評価する→感染臓器を特定する→起因微生物を特定するというプロセスは細菌感染症と同様である
② 問題にしている真菌の具体的な名称を意識する
③ ICU患者，中心静脈カテーテル挿入中患者，広域抗菌薬使用中患者などではカンジダが問題．好中球減少患者など免疫不全患者ではカ

ンジダに加えてアスペルギルスも問題
④ 経験的治療，先制攻撃的治療を行う場合には「まだ診断は確定していない」という緊張感を維持する
⑤ 深在性真菌症を疑うような臨床状況は多くの場合込み入っていて発熱の原因の鑑別診断はほかにもたくさんあるはず．真菌のことばかり考えない

参考文献

1) Pappas, P. G. : Invasive candidiasis. Infect. Dis. Clin. North Am., 20 : 485-506, 2006
2) Paterson, D. L. : New clinical presentations of invasive aspergillosis in non-conventional hosts. Clin. Microbiol. Infect., 10（Suppl. 1）: 24-30, 2004
3) Russell, K. et al. : Gardening can seriously damage your health. Lancet, 371 : 2056, 2008
4) Denning, D. W. et al. : Chronic cavity fibrosing pulmonary and pleural aspergillosis: case series, proposed nomenclature change, and review. Clin. Infect. Dis., 37（Suppl. 3）: 265-280, 2003
5) 青木　眞：「レジデントのための感染症診療マニュアル第2版」，医学書院，2008
6) Chandrasekar, P. H. & Sobel, J. D. : Micafungin: a new echinocandin. Clin. Infect. Dis., 42 : 1171-1178, 2006
7) Gauthier, G. M. et al. : Subtherapeutic ocular penetration of caspofungin and associated treatment failure in Candida albicans endophthalmitis. Clin. Infect. Dis., 41 : e27-28, 2005
8) Rüing, M. J. et al. : Antifungal treatment strategies in high risk patients. Mycoses, 51（Suppl. 2）: 46-51, 2008
9) Papas, P. G. et al. : Clinical practice guidelines for the management of candidiasis: 2009 update by the Infectious Disease Society of America. Clin. Infect. Dis., 48 : 503-535, 2009
10) Garey, K. W. et al. : Time to initiation of fluconazole therapy impacts mortality in patients with candidemia: a multi-institutional study. Clin. Infect. Dis., 43 : 25-31, 2006
11) Pauw, B. D. et al. : Revised definitions of invasive fungal disease from the European Organization for Research and Treatment of Cancer/Invasive Fungal Infections Cooperative Group and the National Institute of Allergy and Infectious Diseases Mycoses Study Group（EORTC/MSG）Consensus Group. Clin. Infect. Dis., 46 : 1813-1821, 2008
12) Schuster, M. G. et al. : Empirical fluconazole versus placebo for intensive

care unit patients: a randomized trial. Ann. Intern. Med., 149 : 83–90, 2008
13) Playford, E. G. et al. : Antifungals in the ICU. Curr. Opin. Infect. Dis., 21 : 610–619, 2008
14) Hughes, W. T. et al. : 2002 guidelines for the use of antimicrobial agents in neutropenic patients with cancer. Clin. Infect. Dis., 15 : 730–751, 2002
15) Rizoli, S. B. & Marshall, J. C. : Saturday night fever: finding and controlling the source of sepsis in critical illness. Lancet Infect. Dis., 2 : 137–144, 2002
16) Spellberg, B. J. et al. : Current treatment strategies for disseminated candidiasis. Clin. Infect. Dis., 42 : 244–251, 2006
17) De Pauw, B. : Preventive use of antifungal drugs in patients treated for cancer. J. Antimicrob. Chemother., 53 : 130–132, 2004
18) Bow, E. J, et al. : Antifungal prophylaxis for severely neutropenic chemotherapy patients. A meta-analysis of randomized-controlled trials. Cancer, 94 : 3230–3246, 2002

Profile

原田壮平 (Sohei Harada)
東邦大学医学部微生物・感染症学講座,東京大学医学部感染症内科.
虎の門病院での内科研修,国立国際医療センターでのHIV研修,聖路加国際病院での感染症科研修などを経て現職(といっても大学院生).免疫不全患者・移植後患者の感染症,細菌検査室と臨床医との連携,多剤耐性グラム陰性桿菌の耐性機序・拡散機序に関心があります.先日,免疫抑制剤使用中患者のβ-D-グルカン高値を伴う肺結節影の起因微生物が実はノカルジア,という症例に遭遇しました.皆さんも血清検査への過剰な依存にはご注意ください.

Q17 第4章 特別な背景のある患者への対処方法
抗菌薬を処方されてしまっている人への対処法を教えてください

当院では前医ですでに抗菌薬を処方されていて，増悪したために入院してくる人が多いです

1 はじめに

「前の病院で抗菌薬を処方されましたが，症状が良くなりません」という訴えは，研修医の先生方も数多く耳にしていると思います．このような症例のなかには，診断のための適切なアプローチがされなかったため，隠れている重篤な疾患を見逃している可能性があります．

2 本当に感染症？

Case1

35歳男性．1カ月前より37〜38℃台の発熱と下痢が出現．前医で感染性腸炎と診断され，レボフロキサシン（クラビット®）を処方されたが改善せず．その後食欲低下，体重減少も認められたため来院．
研修医「クラビット®であれば，通常の感染性腸炎の原因菌はカバーできるのに･･･．クラビット®が効かない細菌が原因菌でしょうか？」
指導医「その可能性は否定できないけど，鑑別診断を広く考えて，感染症以外の原因も考える必要があるよ．前の病院での診断が正しいとは限らないでしょう？」

入院後，下痢ではなく血便であることが判明した．大腸内視鏡を施行したところ，潰瘍性大腸炎と診断された．

「熱があるので感染症を疑い，抗菌薬を開始する」といったプラクティスでは，本症例のように診断が遅れてしまう可能性があります．発熱は外来，院内を問わずよくみられる主訴ですが，原因が感染症以外のことも数多く存在します．当然，抗菌薬は細菌感染症に対して使用するものなので，非感染性疾患には無効です．大事なことは，患者の主訴・現病歴などから発

熱の原因が感染症に由来するのか，非感染性疾患に由来するものなのかを考えることです．最初の方向性を間違えないために，鑑別診断を広く考える必要があります．

　非感染性疾患で発熱をきたすものには，膠原病，腫瘍，薬剤熱などがあげられます．なかでも薬剤熱の頻度は少なくなく，皮肉にも臨床現場で最も多い薬剤熱の原因は，抗菌薬によるものなのです[1]．つまり治療として用いたはずの抗菌薬で，熱が下がらないという状況を作りだしてしまうのです．薬剤熱の診断のための確実な検査値や検査所見は存在せず，疑わないと決して診断には至りません．「とりあえず抗菌薬」といったスタンスでは，重大な疾患を見逃す可能性があり，診断に苦慮することがあります．

つまずきポイント

前医での診断名を鵜呑みにしないで，必ず自分で病歴と身体診察をとり直し，鑑別診断を広く考えよう！

3 「感染症診療の原則」を思い出そう！

Case2

40歳男性．2カ月前から38℃台の発熱を認めている．前医ではアジスロマイシン（ジスロマック®）やシプロフロキサシン（シプロキサン®）など，さまざまな抗菌薬が処方された．抗菌薬内服中は解熱するが，中断すると再燃がみられた．来院時は解熱していたが，症状出現時より8 kgの体重減少がみられた．

研修医「シプロキサン®内服中は調子が良かったそうなので，とりあえず継続してもよろしいでしょうか」

指導医「…．あの，先生はいったい何を治療しているつもりですか？」

研修医「え，…，あの，わかりません．すみません！（と，研修医は走って患者のもとにもどり…しばらくして）病歴を詳しく聞いたら，熱が出る前に抜歯をしたそうです．身体所見では，心尖部に収縮期雑音を聴取しました．ほかに発熱のフォーカスとなるような所見はありません」

指導医「感染性心内膜炎が疑われるから抗菌薬を中止して，血液培養を採取しよう」

　その後血液培養2セットで連鎖球菌が検出．心臓超音波検査にて僧帽弁に疣贅が認められ，感染性心内膜炎と診断された．

　感染症を疑ったときは，必ず「感染症診療の原則」を思い出してください．青木眞先生著の「レジデントのための感染症診療マニュアル」に記載

されておりますが，「どの臓器が，どの微生物により，感染症を起こしているから，どの抗菌薬を使う」と考えるべきです[2]（**Q31**も参照）．

前医では，残念ながら感染臓器の特定や原因微生物の検討がされておりません．感染臓器を特定するためには，'top to bottom approach'（頭から足先までの感染症を想定し，それに伴う症状を探す方法）は1つの有効な方法です[3]．熱源が特定できない例では，感染性心内膜炎のような血管内感染症，結核のような細胞内感染症や膿瘍形成の可能性を考える必要があります．原因微生物の特定には，その患者の免疫状態，基礎疾患，これまでの抗菌薬投与歴などを考慮し，推定される菌名を予想しながら，適切な培養検査が必要です．

たとえ現治療が奏功していたとしても，微生物を同定することはきわめて大事です．それは，菌によって治療期間は異なり，今後起こりうる合併症に関しても予想がつくためです．また菌名が同定されることにより，不必要にスペクトラムの広い抗菌薬が長期間投与される状況を回避できる可能性もあります．敗血症を例にとると，グラム陰性桿菌が原因であれば2週間程度の治療で十分ですが，黄色ブドウ球菌が原因であれば少なくとも4週間は必要です．さらに黄色ブドウ球菌が原因であれば，心内膜炎や骨髄炎などの合併を考えなければなりません．

原因微生物の同定のためには，抗菌薬治療前に適切な培養を採取することが最も重要です．なぜなら，たとえ1回の抗菌薬投与でも，培養検査での起炎菌検出率は激減するためです．すでに抗菌薬投与が行われていれば，いったん抗菌薬を中止したうえで培養をとり直し，原因微生物を特定することが望ましい場合が多いと思われます．もちろん，これは全身状態が安定しており，臨床的に治療が待てる状況であることが前提条件です．抗菌薬投与の遅れが致命的となりうる細菌性髄膜炎や好中球減少時の発熱などでは，原因微生物が特定できなくても，臨床状況から可能性のある微生物をエンピリックにカバーする必要があります（**Q8**も参照）．

つまずきポイント

〈自分がどの臓器のどの微生物による感染症を治療しているのかを明確に！〉
「感染症診療の原則」を思い出して，感染臓器と原因微生物を改めて整理しよう．診断なしの治療は，あってはいけません！

4 原因微生物の同定は大事！

Case3

29歳女性．4週間前より37℃台の微熱と咳嗽が出現．前医で急性上気道炎と診断され，セフカペン・ピボキシル（フロモックス®）を処方されるが改善せず．その後肺炎と診断され，アジスロマイシン（ジスロマック®）に変更されるが，呼吸器症状が増悪したため来院．

研修医「症状が増悪しているのは，耐性菌が関与している可能性があるからでしょうか？ 現在使用している抗菌薬より，スペクトラムの広い薬剤を使う必要があると思います」

指導医「それだけですか？ 亜急性の経過をたどる下気道感染であれば，ほかにも鑑別診断で考えるものはあるでしょう？ 先生，肺結核の可能性は考えましたか？」

研修医「！？」（絶句）

しばらくして，細菌検査室より抗酸菌塗抹検査が陽性と報告された．薬剤感受性試験ではイソニアジド，リファンピシンに耐性がみられた．

市中肺炎は外来でも多くみる疾患ですが，抗菌薬投与後に来院することもよくあります．幸い，抗菌薬投与後でも肺炎球菌肺炎やレジオネラ肺炎に対しては尿中抗原迅速検出キットがあり，診断に有用です[4]．ただし，これらのキットはほかの菌との交差反応で偽陽性を示すことや，既往感染をみている可能性も否定できないため，あくまでも補助診断として用いるべきです．

Case 2でも述べましたが，原因微生物を特定することはきわめて重要です．それは，培養検査ではほかの検査では代用できない薬剤感受性が得られるからです．結核であれば，その薬剤感受性は今後の治療に多大な影響を与えます．そのうえ，結核の診断が遅れれば，多剤耐性結核菌を周囲に拡大させてしまう可能性があり，想像しただけでも恐ろしくなります．市中肺炎で頻用されるニューキノロン系薬は結核に有効であるがために，診断を遅らせ，薬剤耐性を誘導しないためにも，慎重に使用すべきです．

つまずきポイント

〈原因微生物の特定をおろそかにしない！〉
問題となる微生物をきちんと想定したうえで，必ず適切な検体を採取して微生物学的検査を提出し，原因微生物をつめる！

表1　抗菌薬が効かないときに考えるべき事柄

❶ 実際は改善しているのだが，その事実を認知できていない
❷ 感染症ではなく，薬剤熱，悪性腫瘍，自己免疫性疾患などの非感染性疾患の可能性は？また感染症であっても，ウイルス性である可能性は？
❸ 初期の抗菌薬の選択の間違い（スペクトラム，量，方法など）
❹ 抗菌薬の選択は正しいが，感染巣へアプローチができていない．膿瘍形成は？ドレナージできる病変は？
❺ 2種類以上の感染症の併発（肺炎＋カテーテル感染など）
❻ 長期抗菌薬投与中の重複感染，真菌感染症の可能性は？
❼ 起炎菌の耐性化は？

　呈示した症例はいずれも見逃すと，大変なことになります．これら以外にも抗菌薬が投与され，臨床症状が悪化するケースは多々存在します．そのような状況で，考えるべき事柄を**表1**にまとめました．これらの事柄を吟味することで，日常診療において「抗菌薬が効かない」ため，悪化する例の多くが解決するのではないでしょうか？

まとめ

① 感染症と決めつける前に，鑑別診断を広く考えることが重要
②「感染症の診療の原則」に基づいて，感染臓器と原因微生物の整理を
③ 安易に広域スペクトラムの抗菌薬に変更する前に，原因微生物を特定することが大事

参考文献
1）大野博司：「感染症入門レクチャーノーツ」，医学書院，2006
2）青木　眞：「レジデントのための感染症診療マニュアル　第2版」，医学書院，2008
3）Saint, S. & Frances, C.："Saint-Frances Guide to Inpatient Medicine, Second Edition", Lippincott Williams & Wilkins, 2004
4）大曲貴夫：「ホントのところがよくわかる感染症診療ベーシック・アプローチ」，文光堂，2007

Profile
柳澤如樹（Naoki Yanagisawa）
東京都立駒込病院感染症科．
専門：一般感染症，HIV感染症．
千葉大学卒業．東京都立駒込病院　内科レジデントを経て，2007年度より現職．

Q18 第4章 特別な背景のある患者への対処方法
腎不全の患者さんへの処方はどうすればいいのでしょうか？

透析している患者さんが蜂窩織炎になっちゃった….
抗菌薬はどうやって使えばいいんだろう？

Case

ある研修医の疑問

糖尿病でフォローされている68歳の男性が，右足の蜂窩織炎で入院してきました．糖尿病性腎症で腎障害があるのですが，このようなときの抗菌薬の種類と，投与量の決め方がわかりません．普段のクレアチニンは1.8 mg/dL前後ですが，入院時は2.3 mg/dLありました．抗菌薬の選択で注意すべきことはなんでしょうか．また投与量はどうやって決めたらいいでしょうか．

1 腎機能の悪い患者さんへの抗菌薬の選び方

　冒頭では糖尿病の患者さんを例にあげましたが，慢性腎不全の患者さんは細胞性免疫の低下がみられており，しばしば感染症にかかります．また高齢者では加齢に伴う腎機能の低下があるところに，感染や合併した脱水のために入院時には腎機能障害を呈していることがよくあります．

　抗菌薬を選ぶ基準はまずは「その抗菌薬が患者さんに必要かどうか」です．腎障害のある患者さんに例えばバンコマイシンのような用量調節の難しい薬剤を用いるのは勇気がいりますが，必要なときは必要な薬剤を必要な量，躊躇せず用いましょう．そして患者さんの腎機能の状態に応じて適切な調節を行うことが大事です．

　さて，やはり抗菌薬が必要だとしたら，どうすればいいでしょうか？ 腎障害のありなしにかかわらず，抗菌薬の種類や投与量を考えるための前提の知識として，まずは抗菌薬の性質を少し知っておくと便利です．ここを以下に解説していきます．

表1　抗菌薬の腎排泄態度からみた分類

抗菌薬の腎排泄態度からみた分類	用量調節	薬剤の種類
第1群：腎排泄型で血中濃度の安全域が狭い	腎障害早期から必要	アミノグリコシド，グリコペプチド，ポリペプチド
第2群：肝排泄型	調整が不要	マクロライド，ミノサイクリン，クリンダマイシン
第3群：1群と2群の中間	中等度以上の腎機能障害で必要	βラクタム，ニューキノロン

文献1より引用

　抗菌薬は排泄経路によって腎排泄型，肝排泄型に分けられます．腎排泄型でなおかつ血中濃度の安全域が狭いものは最も注意が必要です．なぜなら腎障害時には用量の調整が必要だからです．肝排泄型の場合は腎機能が低下しても使用法の調整が不要と言われています．βラクタムなどは両者の中間で，中等度に腎障害が進行してから使用法が制限されます．セフトリアキソン（ロセフィン®）のようにβラクタムでも肝排泄が主で腎不全時に用量調節が不要な薬剤もあります．

　つまりは肝排泄型の薬剤の場合は投与量には調節は不要なのです．腎排泄型の薬剤の場合は，用量を調整すれば投与することは十分可能です（**表1**）．

　では，あなたが用いようとしている腎排泄型の薬剤で投与量の調整が必要だとしたら，どうすればいいのでしょうか？　具体的には以下の通りです．

2 投与量，間隔の決め方

1）クレアチニンクリアランスの推定

　まず最初に大切なことを一言．「腎機能が悪いのでなんとなく半分」のような大雑把な決め方はやめましょう．

　まずクレアチニンクリアランスを算出します．血清クレアチニンを用いた簡易式に基づく推定値を用いるのが一般的です（蓄尿による測定もでき

なくはないですが，時間がかかりますし，そのために抗菌薬投与の開始を待つわけにはいきませんので）．最もポピュラーなのはCockcroft-Gaultの式です．

$$\text{推定クレアチニンクリアランス (mL/分)} = \frac{(140 - \text{年齢}) \times \text{理想体重(kg)}}{72 \times \text{血清クレアチニン(mg/dL)}}$$

※女性は左の式に×0.85

　クレアチニンクリアランスの値が求められたら，この値に従って投与法の調節を行います．薬剤によって①1回投与量を減らす場合，②投与間隔を開ける場合，③両方を行う場合があります．各薬剤の具体的な投与法については後掲の文献を参照してください．

　ここで注意しなくてはいけないのはこの場合のクレアチニンクリアランスはあくまで「推定値」であるということです．糖尿病性腎症で半年前から血清クレアチニンが1.5 mg/dLで一定というのと，1週間前の血清クレアチニンは0.6 mg/dLだが入院時は上がって1.5 mg/dLというのでは同じ1.5 mg/dLでも全く意味合いが違います．つまり短期間で血清クレアチニンの値が変動しているときは，その後短時間で腎機能が低下してクレアチニン値がさらに上昇する可能性が高いですので，推定式だけで腎機能を決定するのは危険です．実際の患者さんの尿量なども考慮に加えて「推定式ではこうだが，実際はもっと低い（あるいは高い）のではないか？」と考え調節することが必要です．

　また**高齢者では一見腎機能が正常でも抗菌薬の投与前にクレアチニンクリアランスを計算しておいた方がよいでしょう**．血清クレアチニンの値は筋肉の量にも影響されます．やせた小さなおばあちゃんの血清クレアチニン1.0 mg/dLとラグビー部出身筋肉モリモリの研修医の血清クレアチニン1.0 mg/dLもやはり全く意味合いが違うのです．

2）透析患者（間欠的な透析）

　透析を受けている患者さんの場合は透析によって抗菌薬がある程度除去されますので，透析終了後に追加投与が必要となります．透析でどれだけ除去されるのかは，抗菌薬によって異なります．各薬剤の具体的な追加量については教科書などを参考にしてください．一例をあげると「サンフォード感染症治療ガイド2009」には腎不全患者への投与量としてまとめられています[2]．

3）集中治療室で持続的な腎代替療法（CHDFなど）を受けている患者

　間欠的な透析の際の投与法を直接当てはめることはできません．一般的にクレアチニンクリアランス30 mL分に相当する腎機能であると言われています[2]．そのため薬剤によっては投与量がほとんど通常量と変わらない場合があります．注意してください．CHDF（continuous hemodia filtration：持続的血液濾過透析）使用時の抗菌薬投与量については，文献3を参照してください．

まとめ

① 腎機能による用量調節の必要な薬剤，不要な薬剤を覚えておく
② 抗菌薬投与前にクレアチニンクリアランスの計算を習慣に
③ 透析の種類によって用量調節のしかたが異なるので注意！

参考文献

1) 「抗菌薬使用のガイドライン」（日本感染症学会，日本化学療法学会 編），協和企画，2005
2) 「日本語版サンフォード感染症治療ガイド．2009」（David, N. et al. 編／戸塚恭一，橋本正良 日本語版監修），ライフサイエンス出版，2009
3) Trotman, R. L, et al. : Antibiotic dosing in critically ill adult patients receiving continuous renal replacement therapy. Clin. Infect. Dis., 41 : 1159-1166, 2005

Profile

藤田崇宏（Takahiro Fujita）
静岡県立静岡がんセンター感染症科．
専門：一般感染症，がん患者の感染症．
2001年北海道大学卒業．麻生飯塚病院で初期研修，手稲渓仁会病院総合内科勤務を経て静岡がんセンター感染症科で専門研修を行いました．感染症コンサルテーションを通じて感染症診療の原則を広めていくのが目標です．

Q19 第4章 特別な背景のある患者への対処方法

妊婦への抗菌薬処方はどうすればいいのでしょうか？

妊婦さんに出してもいい抗菌薬ってどれ？

Case

ある研修医の疑問

28歳の妊娠20週の妊婦さんが2日前からの発熱で救急外来を受診しました．右のCVA叩打痛*と膿尿があり，右腎盂腎炎と診断しました．入院させて抗菌薬を点滴しようと思ったのですが，手元の資料を見てもどれが絶対に安全な薬なのかわかりません．どの薬を使ったらいいのでしょうか？ いっそのこと抗菌薬は使わないで治療した方がいいでしょうか？

患者さんからは「妊娠しているのに抗生物質を使ってもいいのですか？ おなかの赤ちゃんには影響がないのですか？」と聞かれたのですが，なんと説明してあげたらいいのでしょうか？

＊CVA叩打痛：肋骨脊柱角（cost-vertebral angle：CVA）は第12肋骨下縁と腰椎の横突起で形成される．ここに叩打痛があれば腎盂腎炎を示唆するが，筋骨格系の原因のこともある．

1 妊娠女性の感染症

妊娠している女性にも感染症は多いものです．冒頭の**Case**の例にあげたように最もポピュラーなのは無症候性細菌尿，膀胱炎を含む尿路感染で，妊婦さんの2〜7％が経験すると言われています．そんなこんなで一般に妊婦の15〜40％が妊娠中になんらかの形で抗菌薬の投与の適応を経験すると言われています．

妊娠中の感染症に対して抗菌薬を使うかどうかの判断の基準は「薬が安全かどうか」ではなく「その薬剤の使用に正当性があるかどうか」です．どんなに安全な抗菌薬でもウイルス性上気道炎に出す必要は全くありません

表1 FDAの妊娠中の薬剤安全性カテゴリー区分

カテゴリーA	妊婦における研究により危険性なし
カテゴリーB	動物実験では危険性がないがヒトでの安全性は不十分
カテゴリーC	動物実験では毒性があり，ヒト試験での安全性は不十分だが，有用性が危険性を上回る可能性がある
カテゴリーD	ヒトの危険性が実証されているが，有用性の方が勝っている可能性あり
カテゴリーX	ヒトで胎児の異常があり危険性＞有効性

し，冒頭の症例のように腎盂腎炎のような重症化しうる病態を抗菌薬なしで治療するというのはあまりにも危険です．感染症に限らず糖尿病，甲状腺疾患，喘息，てんかんなど妊婦は多くの内科的疾患を合併しうるものですが，ほとんどの場合**治療しないことの方が，治療そのものよりも弊害が多いもの**だと理解しておいてください．

2 妊娠女性への抗菌薬の処方 — 安全性

妊娠初期は胎児の薬剤への感受性が高いため，12週まではどうしても必要でない限り薬剤の投与は避けたいものです．妊婦さんは薬を使うのを嫌がります．有名な米国食品医薬局（FDA）の妊娠中の薬剤安全性カテゴリーを示しますが（**表1**），日常的に使用する抗菌薬はほとんどがカテゴリーBかCにあてはまります．

結局抗菌薬のもたらすリスクとベネフィットを考慮して抗菌薬の使用を行うかどうかの判断をするのがカテゴリーそのものより重要と言えます．とはいえ一般的に安全とされる薬剤と禁忌の薬剤はしっかりと覚えておきましょう（**表2**）．

1）安全とされる薬剤[1]

❶ ペニシリン

1940年代から使われており，妊娠中に用いるには最も安全な抗菌薬ではないかと考えられています．

表2　安全とされる抗菌薬と禁忌の抗菌薬

一般的に安全とされる抗菌薬	FDAカテゴリ	禁忌とされる抗菌薬	FDAカテゴリ
ペニシリン（ペニシリンG，アミノペニシリン，抗緑膿菌ペニシリン，βラクタマーゼ阻害薬との合剤含む）	B	テトラサイクリン	D
		キノロン系	C
		ストレプトマイシン，カナマイシン	D
セファロスポリン（第1〜3世代）	B		
エリスロマイシン，アジスロマイシン	B		
クリンダマイシン	B		

❷ **セファロスポリン**

　ペニシリンほどデータはありませんが，同様に安全な薬剤と考えられています．

❸ **マクロライド**

　胎盤をほとんど通過しません．アジスロマイシン（ジスロマック®）は新しい薬剤のためややデータが不足していますが，エリスロマイシンと同等と考えられています．

❹ **クリンダマイシン**（ダラシン®）

　ペニシリンアレルギーのある妊婦のGroup B streptococcusの感染に用いられます．

2）禁忌とされる薬剤[1]

❶ **テトラサイクリン**

　新生児の歯牙の黄染，骨成長の阻害のため禁忌とされます．

❷ **キノロン系**

　動物実験で軟骨の成長障害が報告されており，禁忌とされています．小児では最近適応が広がってきているようです．

❸ ストレプトマイシン，カナマイシン

Ⅷ脳神経障害，難聴が報告されています．

3）適応に応じて注意しながら使用する薬剤[1]

❶ アミノグリコシド〔ゲンタマイシン（カテゴリーD）〕

腎障害，Ⅷ神経障害が有名ですが，新生児での聴毒性，腎毒性の報告はありません．

❷ カルバペネム〔チエナム®（カテゴリーC），メロペン®（カテゴリーB）〕

妊婦に使われることが少ないのでデータがあまりありません．

❸ ST合剤〔バクタ®：スルファメトキサゾール（カテゴリーB），トリメトプリム（カテゴリーC）〕

トリメトプリムは葉酸合成阻害作用があるので，一般的に妊娠中は使用を控えます（ただし300人近い妊婦の尿路感染に使用して問題なかったという古い報告もある）．

❹ バンコマイシン（カテゴリーC）

胎児に対する聴毒性，腎毒性があるかどうかは議論がありますが，標準的な量では胎児に影響がないと言われています．

❺ メトロニダゾール〔フラジール®（カテゴリーB）〕

トリコモナス症の治療に欠かせない薬剤です．発がん性についての議論があり，妊婦への使用は意見が分かれています．妊娠初期での使用は極力控えた方がよいと考えられています．

3 説明するときの留意点

「薬を使ってもおなかの赤ちゃんに影響はないだろうか？」と心配している妊婦さんにはできることなら「絶対大丈夫ですよ！」と勇気づけてあげたくなるものです．しかし残念ながら「絶対大丈夫」という説明はしてはいけません．

薬を服用していない妊婦にも先天性異常は（小さな異常も含めて）3～5％認められると言われています．ですから説明に際しては「ほとんど影響はないと考えられますが，一般の妊婦さんと同じくらいのリスクは常にあります」ということの説明は忘れないようにしましょう[2]．

とはいえあまり危険性を強調した説明は患者さんのコンプライアンスを

落としかねません．難しいですが，患者さんを過度の不安に陥れないようにしつつ，判断の根拠となっている事実は冷静に伝え，抗菌薬使用の必要性を理解してもらえるような説明を心がけたいものです．

まとめ

① 妊婦の感染症も適応に応じてきちんと治療．「妊婦だけど」ではなく「妊婦だからこそ」適切な薬物治療が必要！
② 妊娠初期（12週頃まで）は緊急性がなければ薬物投与は避ける
③ 使用するときはリスクとベネフィットを考えて
④ 説明するときは安易な「大丈夫」は避ける

参考文献
1) Dashe, J. S. : Antibiotic use in pregnancy. Obstetrics and Gynecology Clinics, 24 : 617–629, 1997
2) 田中憲一，佐藤　博：「スキルアップのための妊婦への服薬指導」，南山堂，2003

Profile
藤田崇宏（Takahiro Fujita）
静岡県立静岡がんセンター感染症科．
Q18参照．

Q20 第4章 特別な背景のある患者への対処方法
高齢者の発熱のワークアップが難しいです

何かいいコツはないでしょうか？ 高齢者では培養をとるとどこからでも菌が出てくるので，どこに感染があるか難しいです

Case

79歳女性．基礎疾患に高血圧と認知症があり長期療養施設に入所中．5日前より食事量が減少．2日前より呼びかけに対して反応が乏しくなり，脳梗塞の疑いで来院．血圧100/60，脈拍109，呼吸数22，体温36.8℃，SpO_2 98％（room air）．頭部CTおよびMRIで新たな梗塞巣は認められず．
指導医A「B先生，血液培養と尿検査・尿培養をオーダーしよう」
研修医B「えっ？熱がないのに血液培養ですか？」

1 はじめに

　高齢者は，生理的予備力が低下し，急性・慢性の合併症があり，病院や療養施設で侵襲的な手技を受ける頻度も多く，感染のリスクが高いと考えられます．しかし，通常みられるような感染症の徴候や症状に乏しく，全くないこともあります．熱もあまり出ず，白血球もあまり上昇せず，訴えも非特異的で定まらず，臨床的な問題を迅速に発見することが難しいうえに，耐性菌を定着菌としてもっている割合も高く，培養検査の解釈も困難です．ADLの低下，体重減少，呼吸数の増加，意識状態の変化，嘔吐，腰痛，といったサインが唯一感染の存在を示唆しているという場合もあります．したがって，高齢患者の診療には細心の注意と高いレベルの内科的な総合判断力が必要とされます．高齢者の発熱のワークアップでは，このような高齢者の特徴を十分に理解して臨むことが重要です．

2 高齢者はなぜ感染症に罹患しやすいか

　免疫担当細胞の数が加齢で減少することはないものの，その機能には変化がみられます．すなわち，高齢者では年齢に関連した免疫システムの機能不全があり，抗体産生能やT細胞の増殖反応が低下しています．また，高齢者では低栄養になっている割合が高く，低栄養による免疫機能の低下もみられます．さらに，免疫システムに関連した感染防御機構以外に，解剖学的変化によっても易感染性となります．例えば，気道繊毛上皮のクリアランス低下，喉頭の閉鎖障害，胃酸産生低下は肺炎のリスクファクターに，膀胱容量の低下，尿流量低下，残尿増加，尿路上皮への細菌付着増加，男性の前立腺肥大，女性のエストロゲン低下は高齢者の無症候性細菌尿や尿路感染症のリスクファクターになります．

3 高齢者における感染症の疫学

　"Common is common"であり，遭遇する可能性が高いのは，やはり頻度の高い疾患です．高齢者は若年成人と比べて尿路感染症や肺炎の罹患率が高く，市中肺炎では3倍から，尿路感染症では20倍までに及びます．頻度が高いのは細菌感染で，なかでも，肺炎，尿路感染症，憩室炎，感染性心内膜炎，菌血症，皮膚軟部組織感染症（特に糖尿病性足壊疽）が多くなっています[1]．髄膜炎の頻度は相対的に少なく，髄膜炎の起因菌のなかで一番多いのは肺炎球菌ですが，リステリア髄膜炎のリスクは高齢者で高くなります．そのほか，高齢者で重要な感染症として，結核，レジオネラ肺炎，クラミドフィラ肺炎があります．特に，結核は糖尿病やステロイド使用などがなくても，「高齢」ということ自体がリスクファクターで，また，日本は欧米と比較して結核の罹患率が4～5倍と高く，鑑別疾患のリストから落とさないよう注意が必要です．ウイルス感染症の頻度は若年成人に比べて少ないものの，インフルエンザ，帯状疱疹，ウイルス性胃腸炎などは頻度が高くなります．医療関連感染の頻度は加齢と強く相関していますが，それは単に入院の割合が多いだけでなく，入院1日あたりの感染リスクの高さも関与しています．病院に限らず，長期療養施設や老人ホームへの入所でも同じことが言えます[2]．

4 高齢者における感染症の微生物学

　原因微生物は若年成人と比べて非常に多彩です．感染した場所が，市中なのか，長期療養施設なのか，急性期病院なのかによっても原因微生物のタイプが異なります．最適治療のためには，疾患ごとの頻度の高い原因微生物とその薬剤感受性の情報に加え，施設ごとのデータも把握しておく必要があります．

　また，高齢者では多くの場合，患者の協力が得られない，失禁がある，解剖学的な変化で手技が困難，侵襲的な手技におけるリスクが高い，などの理由で，良質な検体の採取が難しく，場合によっては採取自体が不可能です．したがって，原因微生物が特定されない状況で抗菌薬治療を行わざるをえないことも少なくありませんが，その際は詳細な病歴聴取と身体所見に基づく臨床診断と，各施設における微生物の疫学情報が重要です．

5 高齢者における感染症の臨床症状

　高齢患者では同じ感染症であっても若年成人と臨床症状がかなり異なる場合があります．若年成人で見られる典型的な症状は，高齢者ではあまり見られないことも多いのです．

　発熱は感染症における主要な所見の1つですが，高齢者の重症感染症の20〜30％では微熱程度，あるいは，熱が全くありません[3]．高齢者の視床下部は反応が鈍く，熱の産生や熱の保持は若年成人のように効率よく行われず，全体的に体温が低い傾向にあります．したがって，**熱の値にかかわらず，ベースラインの体温から1℃以上の上昇があれば「発熱」と考えた方がよいのです**[4]．高齢者において**頻度の高い感染症の徴候は，転倒，せん妄，食欲不振，全身倦怠感**など，非常に非特異的であり，しかもこれらの臨床所見は，感染症以外の疾患の高齢者で多く見られる徴候と全く同じで，感染症の発見をさらに困難にします．感染症という治療可能な疾患を見逃さないために，**小さな変化も気にかけることが重要**です．

6 高齢者の発熱ワークアップ

　高齢者であってもなくても「**血液培養2セット，胸部X線検査，尿検査・尿培養**」は発熱時の基本セットとして最初に行うべき検査です．長期に尿道カテーテルが挿入されている場合は，尿検査・尿培養がカテーテルに付着した定着菌を検出することがあるので，尿道カテーテルを新しいものに交換したうえで，尿を採取する必要があります．

　中心静脈カテーテル，透析カテーテル，末梢静脈カテーテル，動脈カテーテル，胃瘻チューブ，気管切開チューブ，ドレナージチューブ（特に閉鎖式でないドレーンは逆行性の二次感染のリスクとなります）といったデバイスはすべて確認し，周囲の発赤・腫脹・熱感などの有無を観察します．ただし，**中心静脈カテーテル感染で刺入部に局所所見があるのは50%以下**ですので[5]，所見がなくても感染を否定できません．

　また，人工物が挿入されている場合〔人工弁，人工関節，プレート，ペースメーカー，ICD（implantable cardioverter defibrillator：植込み型除細動器）など〕は人工物感染の可能性も考慮します．そして，感染症以外の発熱の原因で頻度の高い薬剤熱とDVT（deep vein thrombosis：深部静脈血栓症）は常に鑑別にあげておきましょう．

7 高齢者における検査

　高齢者では検査特性が若年者とは異なるため，同じ検査を行っても若年成人と同じ診断率が得られるとはかぎりません．例えば，経胸壁心エコーの感度は若年成人で75%であるのに対して，高齢者ではエコーを発生する石灰化の干渉により45%まで低下します．ただし，経食道エコーの追加により診断感度は90%程度まで改善する可能性があります[6]．その他の診断方法に関しては研究がなされていません．

8 高齢者の培養検査結果の解釈には注意が必要

　高齢者ではさまざまな定着菌が増加するため，起因菌の特定が困難な場合も少なくありません．まず検体の質を評価します．喀痰のGrade（Geckler分類：**表1**参照）は適切か，尿は尿道カテーテルを交換されてから採取されているか，創部培養は深部から採取されているか，膿の嫌気培養にはケ

表1 Geckler分類（喀痰の顕微鏡的な質の評価方法）

Grade	細胞数/1視野（100倍）	
	白血球（好中球）	扁平上皮細胞
1	<10	>25
2	10〜25	>25
3	>25	>25
4	>25	10〜25
5	>25	<10
6	<25	<25

Grade 4・5 が良質な喀痰
Grade 6 は経気道吸引痰・気管支洗浄液であれば評価に適す

ンキポーター®などの嫌気検体用容器が使用されているか，など，結果をそのまま鵜呑みにできるかどうかの判断が必要です．さらに，検体採取前に抗菌薬が投与されている場合は，たとえ不適切な種類・投与量であったとしても，培養結果を false negative にする可能性があります．

　高齢者で頻度の高い誤嚥性肺炎では，喀痰のグラム染色で複数の菌が検出される傾向があります（polymicrobial）．

　高齢者では無症候性細菌尿の割合が増加するため，尿路感染症の有無は，排尿時痛・頻尿・CVA percussion tenderness（肋骨脊椎角叩打痛）などを伴っているかどうか，尿道カテーテルが挿入されているかどうか，そもそもその菌が尿路感染症で起因菌になりうるものか，などで総合的に判断します．

　中心静脈カテーテル関連血流感染症で検出される頻度が高いのは皮膚に常在するコアグラーゼ陰性ブドウ球菌ですが，これをコンタミネーションとして扱うか否かの判断は，血液培養の陽性セット数（2セット中1セットの陽性であればコンタミネーションの可能性が高い）や免疫不全の背景の有無などで判断します．

9 高齢者の不明熱の原因は？

　不明熱は高齢者で特に頻度が高いというわけではありません．また，若年成人において不明熱の原因がわかるのが2/3程度であるのに対して，高齢

表2 高齢者と若年成人における不明熱の原因

原　因	高齢者（n = 204）No.（%）	若年成人（n = 152）No.（%）
感染症	72（35）	33（21）
ウイルス	1	8
結核	20	4
膿瘍	25	6
心内膜炎	14	2
その他	12	13
多系統疾患*	57（28）	27（17）
腫瘍	38（19）	8（5）

＊頻度の多い順に，側頭動脈炎，リウマチ性多発筋痛症，Wegener肉芽腫症，顕微鏡的多発血管炎，関節リウマチ，サルコイドーシス
文献3より引用（確定診断上位3つ）

者では95％でその原因が判明します．原因のおおよそのうちわけは，30〜35％が感染症（**特に結核**），25〜30％が膠原病（**特に側頭動脈炎**），15〜20％が悪性腫瘍です（**表2**)[7]．

　高齢者は複数の薬を処方されていることが多く，加齢や合併症により薬物動態は変化し，また薬物相互作用の影響も大きく，薬剤熱は高齢者の不明熱の原因として重要です．したがって，熱源検索を進めるにあたっては，病歴・身体所見・検査データ・画像データを確認するのと同時に，**使用しているすべての薬剤を確認し，必須でない薬は中止します**（薬剤熱であった場合には通常中止から48時間以内に解熱します）．なお，薬剤熱で皮疹や好酸球増多を伴うものは少なく，**皮疹や好酸球増多がないことでは薬剤熱を否定できません**．

　高齢者における不明熱のスクリーニング検査としては，血算・生化・肝腎機能，血沈，抗核抗体，TSH，尿検査，血液培養（複数回施行），便潜血3回，ツベルクリン反応などが考慮されます[4]．

10 高齢者の感染症治療

1) 治療薬の効果

薬物動態学的な観点からは高齢になるほど薬物代謝能が低下する傾向にあります．しかし，治療薬の効果自体は変わりません．

2) 腎機能と薬物相互作用への注意

高齢者では，腎機能不全の頻度が高いため，副作用や薬物相互作用のリスクも高く，抗菌薬投与の際には注意が必要です．

3) 内服抗菌薬治療における注意

高齢者では，静脈ライン確保に適した血管が見つからないことも多く，また，カテーテル感染の率も高く，静脈注射による治療は，困難な場合も少なくありません．静脈カテーテル留置に耐えられず，せん妄や認知症のある高齢患者が自己抜去する光景は病院内で日常的に見られますが，その割合は，一般病院に入院する高齢患者の50％にのぼるとまで言われています[8]．抗菌薬の種類によっては筋肉内注射や皮下注射で解決される場合もありますが，ほとんどの場合は内服の抗菌薬を選択することになります．経口抗菌薬の吸収率は高齢者でも良好であり，薬物動態学的な観点からはそれほど問題となりませんが，高齢者は非常に多数の薬を投与されており，服薬管理も複雑であるため，コンプライアンスの問題が大きく，DOT（direct observed therapy）が必要になる場合もあります．

4) 無症候性細菌尿

高齢者では無症候性細菌尿の割合が増加しますが，治療しても尿路感染症への進展は回避できず，細菌尿に尿中白血球が検出されていても症状がなければ治療対象とすべきではないと考えられています．

5) 高齢者における治療戦略

高齢者における最善の治療戦略は必ずしも若年成人の場合と一致しません．例えば，高齢者の人工股関節感染においては，手術のリスクが高い，すでに寝たきりで機能予後の改善が期待できない，長期入院でADLが低下する，といった理由から，2ステージの人工関節置換術を行わず，抗菌薬を内服し続けることが選択される場合もあります．

11 高齢者における抗菌薬副作用

　高齢者においては抗菌薬による副作用の出現頻度が高く，また，重症化しやすい傾向にあります．高齢者を対象とした臨床試験は非常に少ないため，前向きなデータは少なく，年齢自体がリスクファクターなのか，多くの薬を飲んでいるといった交絡因子や合併症の方が重要なのかは明らかではありません．抗菌薬では嘔気や抗菌薬関連の下痢症を含む消化器症状の頻度が高くなります．抗菌薬の副作用の多くには腎機能障害〔**高齢者ではクレアチニン値が正常でも推定クレアチニンクリアランス（CCr）を計算すると低下していることがあります**〕や薬剤相互作用が影響しています．

12 高齢者の感染症治療のアウトカム

　肺炎のような頻度の高い感染症において高齢者は若年成人よりも予後が悪い傾向にありますが，それは高齢者に対して抗菌薬治療の効果が不十分であるということを意味しているわけではありません．症状に乏しく非典型的な発症のため診断や治療開始が遅れる，末期癌や認知症がある状況のため侵襲の少ない診断方法や治療法が選択される，合併症が多い，静脈注射による治療に耐えられない，といった要因が，おそらく発病や死亡率の高さに関与していると考えられます．実際，多変量解析では，抗菌薬の治療不良は年齢自体ではなく，機能や栄養状態がリスクファクターとして関係していたという結果を報告している研究もあります．

Case'

（その後）
尿検査で白血球40〜50/HPF，尿培養・血液培養から薬剤感受性の良い大腸菌が検出された．輸液とセファゾリンによる治療で意識レベルは改善し，食事摂取も可能となった．

まとめ

① 高齢者は熱がなくても典型的な症状がなくても感染症の可能性あり
② 高齢者ではわずかな状態の変化を見落とさない
③ 培養検査の結果は検体の質を含めて評価する
④ 鑑別疾患では，結核，側頭動脈炎，薬剤熱，DVTを忘れない
⑤ 高齢患者は免疫不全患者として扱う
⑥ 抗菌薬投与の際は常用薬との相互作用を必ず確認する

参考文献

1) Gavazzi, G. & Krause, K. H. : Aging and infection. Lancet Infect. Dis., 2 : 659-666, 2002
2) Garibaldi, R. A. : Residential care and the elderly ; the burden of infection. J. hosp. Infect., 43 : S9-18, 1999
3) Norman, D. C. : Fever in the elderly. Clin. Infect Dis., 31 : 148-151, 2000
4) Woolery, W. A. & Franco, F. R. : Fever of unknown origin : Keys to determining the etiology in older patients. Geriatrics, 59 : 41-45, 2004
5) Safdar, N. & Maki, D. G. : Inflammation at the insertion site is not predictive of catheter-related bloodstream infection with short-term, noncuffed central venous catheters. Crit. Care Med., 30 : 2632-2635, 2002
6) Werner, G. S. et al. : Infective endocarditis in the elderly in the era of transesophageal echocardiography:clinical features and prognosis compared with younger patients. Am. J. Med., 100 : 90-97, 1996
7) Knockaert, D. C. et al. : Fever of unknown origin in elderly patients. J. Am. Geriatr. Soc., 41 : 1187-1192, 1993
8) McCusker, J. et al. : Delirium in older medical inpatients and subsequent cognitive and functional status:a prospective study. CAMJ, 165 : 575-583, 2001

Profile

水澤昌子（Masako Mizusawa）
自治医科大学附属病院臨床感染症センター/感染症科 病院助教.
東北大学医学部卒後，亀田総合病院ジュニアレジデント，東京都立府中病院内科系シニアレジデント，東京都立府中病院呼吸器内科常勤医を経て，2007年4月より現職.
研修医時代は，毎日が新しい経験にあふれていて，本当に大変でしたが，とても充実していました．そのときの経験は今でも大きな支えです．記載した内容が，みなさんの研修に少しでも役立つことを願っています．

Q21 第5章 微生物検査結果に基づき最適治療を選択する
培養結果の解釈のしかたがわかりません

検出された菌が全部原因微生物に見えてきてしまいます．特に原因微生物とそうでないものとを見分けるにはどうすればいいでしょうか？

1 はじめに

　感染症診療においては，どの臓器や器官に，どのような微生物が感染しているのかを正確に捉えることが治療成功への重要なポイントです．そのためには微生物検査の有効な利用が欠かせません．

2 微生物検査の前に考えるべきこと
―感染臓器はどこか？―

　どの臓器に感染症が起きているのかを判断しようとして，ありとあらゆる箇所から微生物検査の検体を採取している研修医を見かけることがあります．しかし，これは診療の順序としては正しいとは言えません．

　感染臓器の判断は，あくまで詳細な病歴の聴取や身体所見の異常などを総合してなされるものであり，微生物検査の結果から行うべきではありません．

　画像検査も同様のことが言えますが，検査の依頼は，診察の結果から疑わしい感染臓器を判断する → それらを狙った微生物検査や画像検査を行って診断の補助とする，という順序でなされなければなりません．これが逆になった場合，検査前確率が低くなり，感度の低い無駄な検査が大量に行われることになります．結果を利用する場合にも，意味のない検査結果に判断が迷わされたり，あるいは大きく間違った結論が導かれる可能性も高まります．初期研修においては，微生物検査を依頼する前に診察から感染臓器や器官を絞り込むという習慣をまず身につけるべきだと考えられます．

感染臓器が絞り込めた後に，肺炎なら喀痰，尿路感染症なら尿，腸炎なら便，髄膜炎なら髄液，胆嚢炎なら胆汁，膿瘍なら膿瘍穿刺液，蜂窩織炎なら組織の一部，というように，感染臓器から微生物検査の検体を採取します．検査の前に感染臓器が絞り込めているなら，有意義な結果が得られるはずです．なお，血液培養採取の必要性については別項（**Q4, Q5** 参照）に譲りますが，「血液培養が不要な症例」に関する明確な基準はないため，抗菌薬投与を考えている症例では，感染臓器からの検体に加えて血液培養を採取しておいても損はないと筆者は考えています．特に初期研修の間はこの姿勢を推奨したいと思います．一方，培養検査をする意味がないとされる検体（例：改善も悪化もない肺炎患者の喀痰，胃腸炎患者の吐物，入院3日目以後の下痢便，ドレーン排液，創や潰瘍，褥瘡表面のスワブなど）[1)2)]もあり，これらの微生物検査は提出しないように心がけましょう．検査室によっては検体を受け付けない場合もあります．

3 その臓器に感染しやすい微生物は何か？
－微生物検査の解釈と経験的治療に必要な知識－

　微生物検査の結果を解釈するにあたり，感染した臓器や患者の免疫状態などによって，どのような微生物が感染を起こしやすいのかを知っておく必要があります．これは検査結果が届くまでの経験的治療にも必要な知識であり，また検査結果に表示される微生物が本当の起因菌なのか否かを識別するのにも大変有用です．最初からいろいろな微生物を記憶するのは困難なので，まずは頻度の高い感染症（肺炎，尿路感染症，消化管感染症，軟部組織感染症など）から勉強するとよいでしょう．その際は各微生物のグラム（Gram）染色における分類（グラム陽性/陰性，球菌/桿菌）についても記憶しておくと便利です（巻頭カラー口絵**4**も参照）．最近は感染臓器と起因微生物の関連について，手軽に参照できる参考図書やマニュアルも多いので，それらを利用するのもよいでしょう[1)3)4)]．代表的な検体について，起因菌の可能性が高い微生物と低い微生物を示します（**表1**）．

表1　起因菌となる頻度が高い微生物と低い微生物

	起因菌となる頻度が高いもの	起因菌となる頻度が低いもの
喀痰	**市中感染** *Streptococcus pneumoniae* *Haemophilus influenzae* *Moraxella catarrhalis* *Legionella pneumophila* （高齢者やアルコール多飲者では） 嫌気性菌 腸内細菌群 **病院感染** 腸内細菌群 ブドウ糖非発酵菌群 　*Pseudomonas aeruginosa* 　*Stenotrophomonas maltophilia* 　*Acinetobacter* sp. 嫌気性菌	口腔内常在菌 　α-Streptococci 　*Neiserria* sp. 　*Corynebacterium* sp. 　*Candida* sp.
尿	**市中感染** 腸内細菌群 　*Escherichia coli* （女性では） *Staphylococcus saprophyticus* **病院感染** 腸内細菌群 　*Klebsiella* sp. 　*Proteus* sp. 　*Enterobacter* sp. ブドウ糖非発酵菌群 　*Pseudomonas aeruginosa* 　*Acinetobacter* sp. *Enterococcus* sp.	*Staphylococcus aureus* *Candida* sp.
便	**市中感染** *Campylobacter* sp. *Salmonella* sp. *Shigella* sp. *Vibrio* sp. Pathogenic *Escherichia coli* **病院感染** *Clostridium difficile*（トキシンを検索）	*Staphylococcus aureus* *Candida* sp. *Pseudomonas aeruginosa*
皮膚軟部組織	*Staphylococcus aureus* Group A, B, C, G Streptococci	*Corynebacterium* sp. *Propionibacterium* sp. Coagulase-negative Staphylococci

4 培養結果の前に塗抹検査結果をみよう
－塗抹検査で起因微生物を類推する－

　提出した微生物検査の結果は，少しずつ臨床側に届けられます．最初に届くのは，塗抹検査の結果です．結果を見ても解釈方法がわからないという研修医も多いと思いますが，この検査は起因微生物とそうでないものの識別に大変重要な役割を担っています．

　塗抹検査の利点は，

- 結果が得られるのが早い
- 体内で起きている炎症を直接観察できる
- 微生物の形態から微生物名を類推できる

などがあげられます．

　グラム染色は，検体の処理開始から10分もあれば結果を得ることができる迅速性が最大の魅力です．さらに，**白血球が多数認められればその臓器に「炎症」が存在することが直接認識でき，同時に認められる微生物が「起因微生物」である**と考えることができます．白血球による微生物の貪食像を認めれば，さらに確証が深まることになります．

　また，**3**で述べたように，その臓器に感染しやすい微生物は何か，またそれらの微生物がグラム染色でどのように分類されるのかについて知っておけば，塗抹検査で起因微生物名を類推することもできます．塗抹検査結果の欄に，グラム陽性球菌，グラム陰性桿菌といった単純な表記しかない場合には，より有用な情報を得るため，検査室にその詳細な形態や推定される微生物名などについて説明を求めた方がよいでしょう．代表的な微生物のグラム染色による分類を**表2**に示します．

　自らグラム染色を施行し，診療にすみやかに利用することは大変有意義ですが，実際の結果判定は簡単ではなく，自信がない研修医も多いと推察されます．その場合には判定を過信せず，必ず上級医や臨床検査技師のフィードバックを受けるようにしましょう．

表2　代表的微生物のグラム染色と形態による分類

	グラム陽性	グラム陰性
球菌	ブドウ球菌様 　*Staphylococcus aureus* 　Coagulase-negative Staphylococci レンサ球菌様 　*Streptococcus pneumoniae* 　Group A, B, C, G　Streptococci 　α-Streptococci 　*Enterococcus* sp.	*Neisseria* sp. *Moraxella catarrharis*
桿菌	*Bacillus* sp. *Corynebacterium* sp. *Propionibacterium* sp.	*Haemophilus* sp. 腸内細菌群 　*Escherichia coli* 　*Klebsiella* sp. 　*Proteus* sp. 　*Enterobacter* sp. 　*Serratia* sp. 　*Citrobacter* sp. 　ほか ブドウ糖非発酵菌群 　*Pseudomonas aeruginosa* 　*Stenotrophomonas maltophiia* 　*Acinetobacter* sp.

5 いよいよ培養結果をみよう －培養結果の利用方法－

続いて，培養検査の結果が手元に届きます．培養の利点は，

- 塗抹検査で検出できない少量の微生物を検出できる
- 塗抹検査で類推した微生物名の確定ができる
- 薬剤感受性がわかる

などがあげられ，塗抹検査の欠点を補うものです．

　培養検査は塗抹検査よりも感度が高いため，起因菌ではない常在菌や汚染菌も検出されてしまいます．

　往々にして研修医は**表1**のような知識がないので混乱します．つまり出た菌をすべて原因微生物と考えます．

検出された微生物が**表1**に該当するものかどうかも原因微生物かどうかの判断の一助となります．

「検出された菌が全部原因微生物にみえる」という問題は，培養検査結果だけを見て「塗抹検査結果から起因微生物を類推する」という前段階がないために起こるものです．

初期研修期間中に，塗抹検査の重要性を強く認識していただきたいと思います．同定結果が得られたら，塗抹検査の結果をふまえて起因菌を確定し，感受性検査結果に従って使用抗菌薬を再検討します．

塗抹検査と培養検査の利用について例を示します．

Case1

特に既往のない65歳の男性．発熱，咳嗽，喀痰，呼吸苦を主訴に来院．胸部聴診で右下肺領域に湿性ラ音を認め，胸部X線で右下肺野の広範囲な肺炎像を認めた．

＜喀痰グラム染色結果＞

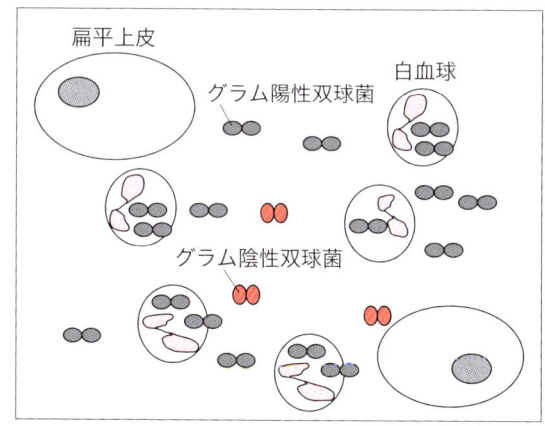

（図：扁平上皮，白血球，グラム陽性双球菌，グラム陰性双球菌）

白血球：多数，扁平上皮：ごく少数
グラム陽性双球菌：多数
グラム陰性球菌：ごく少数

＜喀痰培養結果＞

Streptococcus pneumoniae　　3＋　（感受性検査：ペニシリン感受性あり）
Neisseria sp.　　1＋
Haemophilus influenzae　　1＋
α-streptococci　　1＋

この症例の喀痰は扁平上皮の少ない良質な検体です．起因菌は，塗抹で最も優勢に認められたグラム陽性双球菌，つまり Streptococcus pneumoniae であり，培養で検出されるも塗抹では少数であった Neisseria sp.，塗抹で認められなかった Haemophilus influenzae，α-streptococci は起因菌ではないと解釈できます．感受性検査結果に従いペニシリンGのみで治療を続行することが可能です．

Case2

くも膜下出血による意識障害のため，気管挿管のうえ人工呼吸管理中の70歳女性．入院10日目に，発熱，喀痰量の増加，酸素投与量の増加を認め，胸部X線では左下肺野に肺炎像を認めた．

<喀痰グラム染色結果>

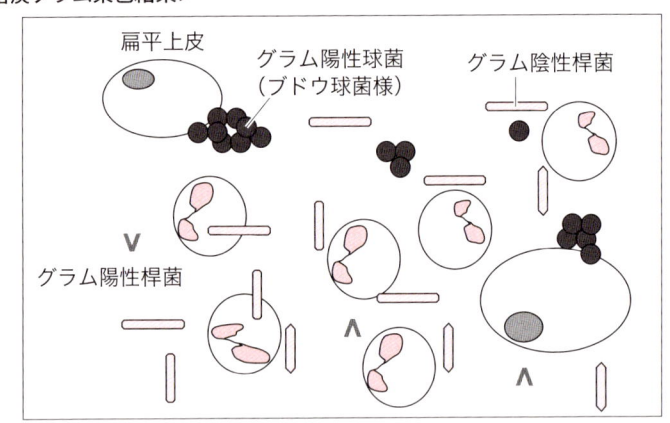

白血球：多数，扁平上皮：少数
グラム陽性球菌（ブドウ球菌様）： ごく少数
グラム陽性桿菌： 少数
グラム陰性桿菌（細く染まりが弱い）：多数

この喀痰も扁平上皮が少なく，良質な検体である．起因菌は細く染まりが弱いグラム陰性桿菌，特に Pseudomonas aeruginosa を想定し，人工呼吸器関連肺炎としてセフェピムで治療を開始した．

<喀痰培養結果>

Pseudomonas aeruginosa	3＋	（感受性検査：セフェピム感受性あり）
MRSA	2＋	
Corynebacterium sp.	1＋	
α-Streptococci	1＋	

塗抹検査で*Pseudomonas aeruginosa*が起因菌と推定していましたが，培養検査で確定ができ，またセフェピムに感受性があることも確認できました．塗抹でわずかに認められたブドウ球菌様の微生物はMRSAでしたが，塗抹では少量なので起因菌とは考えません．グラム陽性桿菌である*Corynebacterium* sp. も同様ですが，そもそもこの菌が肺炎の原因となることは多くありません．α-Streptococciは口腔内の常在菌が培養で検出されたものでしょう．以上から，このまま*Pseudomonas aeruginosa*だけを標的とし，セフェピムで治療を続行することが可能です．

6 検出された微生物を常に起因菌と考えるべき場合
－無菌検体とは何か－

塗抹検査の重要性について述べてきましたが，元来無菌である箇所から採取された検体，いわゆる**無菌検体**においては，塗抹検査で微生物が認められなくとも，**培養検査で検出された微生物は起因微生物と考え，無視してはなりません**．代表的な無菌検体としては，血液，髄液，胸水，腹水（CAPD排液を含む），心嚢液，副鼻腔穿刺吸引液，羊水，ダグラス窩穿刺液などがあります[2]．

血液培養ではときにコアグラーゼ陰性ブドウ球菌，コリネバクテリウム属，プロピオニバクテリウム属などの皮膚常在菌，バチルス属などの環境菌が汚染菌として検出されるときがありますが，カテーテル関連血流感染症を強く疑う場合を除き，2セット採取した血液培養が2セットとも陽性であれば真の起因菌と考えるのが一般的です．

7 おわりに

微生物検査は血液検査などと異なり基準範囲がないため，結果の解釈が難しいと感じられると思います．本項では基本的な考え方を示しましたが，診療に結果を利用するには，個々の症例ごとに十分な吟味が不可欠となります．

まとめ

- まず十分に観察し，どこに感染が起きたのかを見極める
- よい検体を採取し，グラム染色の結果を活用する
- 臓器と起因菌の種類には関連がある．単なる定着菌を区別すること
- 無菌なはずの部位から検出された菌は本物と考える

参考文献

1) 青木　眞：「レジデントのための感染症診療マニュアル　第2版」，医学書院，2007
2) Murray, P. R. et al. : "Manual of clinical microbiology, 8th edition", ASM press, 2003
3) Bartlett, J. G. : "2005－6 Pocket book of infectious disease therapy", Lippincott Williams and Wilkins, 2004
4) Gilbert, D. N. et al. : "The Sanford guide to antimicrobial therapy 2007", Antimicrobial Therapy Inc., 2007

Profile

上原由紀（Yuki Uehara）
順天堂大学医学部総合診療科/感染制御科学．
腎臓内科，臨床検査医学科と渡り歩き，最終的に感染症の診療にたずさわることになりました．回り道もしましたが，どんな経験も無駄にはならないものですし，特に初期臨床研修で学んだことは医師としての基礎になっていると感じます．研修医の皆さんが実り多い研修生活を送られるようにと祈っています．

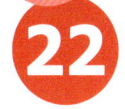

Q22 抗菌薬感受性試験結果はどのように読めばいいのでしょうか？

第5章 微生物結果に基づき最適治療を選択する

感受性検査は数値で見てはいけない，本当ですか？

Case

研修医Aさんは夕方病棟で，受け持ち患者さんの発熱時に出した尿培養の同定・薬剤感受性結果をぼんやり眺めていた．2日前の発熱時，指導医Bから，「この人のように長く入院している場合，感染症は必ず緑膿菌をカバーして，エンピリックに治療を開始することが大事なんだよ」と指導を受け，セフェピムの投与を開始していた．翌日より解熱し，患者さんは落ち着いている．

研修医A「うーん，尿培養からは大腸菌が出ているなあ．血液培養も大腸菌が検出されている」

指導医に培養結果を見せたところ，

指導医B「今回の発熱は尿路感染症による敗血症だったのかな．まあ，今の抗菌薬で良くなっているみたいだし，このまま続けようか」

と言われた．今回の感受性結果は**表1**のようであった．

表1 尿培養の大腸菌薬剤感受性結果

ABPC	S	CMZ	S	CFPM	S	AMK	S
PIPC	S	CTRX	S	IPM/CS	S	CPFX	R
CEZ	S	CAZ	S	GM	R	LVFX	R
CTM	S						

■ 感受性結果の読みかた

細菌培養の同定結果の報告はいろいろな抗菌薬の感受性検査とともに報告されます．この意味について考えてみましょう．

1つは菌種の同定です．感染症の原因菌を確定することで，その臨床上の意義を確認することができます．検体によっては，複数の菌が検出されることもあります．

もう1つの重要な情報が，**薬剤感受性検査**です．感受性検査の結果はS，I，Rというアルファベットで表示されます．これらはS：感受性あり，R：耐性，I：中等度感受性と定義されます．これらは厳密にはCLSI〔Clinical and Laboratory Standards Institute（米国の臨床検査標準化委員会）〕※というグループが各菌種に応じて，それぞれの抗菌薬がどのくらいの薬剤濃度であれば臨床的効果が得られるのかで感受性のありなしを決めています．

※用語解説
CLSI（Clinical and Laboratory Standards Institute：米国の臨床検査標準化委員会）：WHOの勧告基準に準拠し，米国内における臨床検査の標準化を推進する組織．国際的な標準化の旗手となっている（日本BD社のホームページより改変引用）．

　せっかく得られる感受性検査．これを今後の診療に活用すべきです．主なポイントは次の2つです．

1）抗菌薬のde-escalationの参考にする

　Caseでは当初，感染症の治療対象が不明なので，想定される菌をできるだけカバーして治療を開始しました．このような治療をエンピリック（empiric）治療といいます．感染症の初期対応としては，指導医のコメントは適切です．

　ただし，培養検査結果が緑膿菌が含まれない，とわかったので，緑膿菌をカバーした治療は不要です．培養結果を参考に，できるだけ狭いスペクトルの抗菌薬で感染症の原因菌を狙ったものに変更することが望ましいです．これを**de-escalation**と言います．例えば，アンピシリンに感受性がある場合，セフェピムからアンピシリンへの変更が望ましいです．このときの抗菌薬の選択方法は，感受性検査でSとされているものから，最もスペクトルが狭いもの，余計な菌種のカバーが少ないものに変更する，と大枠では考えてよいでしょう．

つまずきポイント

＜指導医の疑問＞
Q：「効いてるから抗菌薬は変更しない」はなぜいけないのか？
A：感染症を起こしている原因菌以外は抗菌薬治療の対象ではないから
A：あらゆる抗菌薬投与は耐性株誘導の引き金になるから

例えば，この症例の患者の上気道に緑膿菌が定着していたとしましょう．セフェピム投与により，耐性株が誘導される可能性が出てきます．この緑膿菌が原因となり肺炎を起こした場合，治療は非常に困難，かつ重篤となります．患者の将来起こりうる危険を回避するためです．

治療対象の菌以外の菌は抗菌薬で治療する必要はありません．耐性菌を減らすという観点から，抗菌薬はできるだけ，狭いスペクトルに変更することが推奨されます．

また，広域抗菌薬をなるべく使わない方がよい別の理由として，次の2つがあります．

❶費用

カルバペネムや第4世代セファロスポリンといった抗菌薬は高い．費用の面からも安い抗菌薬を選ぶべき．

❷合併症，副作用

抗菌薬関連腸炎，偽膜性腸炎のリスクが高世代セファロスポリンやニューキノロンといった広域抗菌薬で増加する，というのはよく知られています．

2）感受性検査に記載されている数字で有効な抗菌薬を選ばない

施設によっては，S，I，Rの感受性の横に1，2，16，0.25などの数値が記載されているところもあるでしょう．この数字はどんな意味があるのでしょう？

この数値はMIC（minimum inhibitory concentration：最小発育阻止濃度）といいます．この値は細菌に対してそれぞれの抗菌薬に対応するMICが定められています．この値に対して，頭に留めてもらいたいのは，

上級医のコツ

> 違う抗菌薬同士のMICの比較には意味がない

ということです．現場ではMICが低ければ低いほど有効な抗菌薬，つまり，MICが最も低い抗菌薬が最も有効，という誤解をしている方によく遭遇します．

感受性がSと出ているなかでこのMICが一番低いものを選択することを，私たちは「MICの縦読み」と，読んでいます．薬剤感受性の順にMICが縦に並んでいるからです．

> **つまずきポイント**
>
> ＜研修医の疑問＞
> Q：MICを比べて，抗菌薬の変更を行うことで，より良い臨床効果が得られるだろうか？
> A：答えはNo！である

　先ほども述べたように，ある細菌に対するそれぞれの抗菌薬に対するMICは，1対1の対応です．

　違う抗菌薬同士の血中濃度の比較，これには意味はありません．薬剤ごとに有効な抗菌薬の投与量，得られる血中濃度も全く異なるからです．逆に，抗菌薬の投与量は感受性Sに合わせてその血中濃度が得られるように投与量が決定されている，と言うこともできます．抗菌薬の感受性があれば，MICの値にかかわらずその抗菌薬を使用して治療できる，と考えてよいのです．

　検体を出したら，グラム染色ですぐに確認．結果が返ってきたら感受性を信頼して，de-escalationを行うこと．これが明日の診療に生きてきます．

まとめ

① グラム染色は臨床現場で迅速に感染症の原因菌を把握する強力な手段
② 喀痰であれば，Geckler分類で評価すること．それで感染症かどうか，細菌が関与しているかどうかはっきりする
③ 培養検査は原因菌を知るだけが目的ではない．後の診療に生かすことに意味がある．感受性検査を参考に最もその治療に特化した（スペクトルの狭い）最適な抗菌薬を選択しよう
④ スペクトルの広い抗菌薬から狭い抗菌薬へ．これをde-escalationという
⑤ MICはあくまで各々の抗菌薬と細菌の関係．抗菌薬同士の効果の比較に用いることはできない

参考文献

1) American Thoracic Society; Infectious Diseases Society of America：Guidelines for the management of adults with hospital-acquired, ventilator-associated, and healthcare-associated pneumonia. Am. J. Respir Crit. Care Med., 171：388-416, 2005
　↑このガイドラインの11ページの表にきちんとde-escalationすること，と書いてあります．

Profile

岩渕千太郎（Sentaro Iwabuchi）
国保旭中央病院感染症内科．
Q6参照．

細川直登（Naoto Hosokawa）
亀田総合病院総合診療・感染症科，臨床検査科．
Q6参照．

Q23 第5章 微生物検査結果に基づき最適治療を選択する
起因菌が判明した後の抗菌薬はどのように選択すればよいのでしょうか？

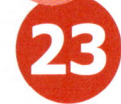

最適治療とはどのような治療なのでしょうか？

Case

ある研修医の疑問

70歳の男性．耐糖能異常を指摘されている．発熱，咳，喀痰，呼吸困難を認め，重症肺炎と診断，入院が必要と判断した．起因菌として，肺炎球菌，インフルエンザ桿菌，*Klebsiella*，レジオネラを想定し，抗菌薬投与前に喀痰，血液培養を採取し，セフトリアキソン＋シプロフロキサシンで治療を開始した．その後，喀痰培養と血液培養から肺炎球菌が検出され，ペニシリンGに対する感受性も良好であった．上級医は今の治療がよく効いており，重症なのでセフトリアキソンとシプロフロキサシンを継続するよう言っている．ペニシリンGなど他の薬剤に変更してはいけないのでしょうか．

上記の **Case** は臨床の場でよく遭遇する肺炎のケースです．肺炎の起因菌を想定するうえで，いわゆる一般細菌による肺炎と，マイコプラズマやレジオネラなどによる非定型肺炎とが鑑別可能かどうかということは難しい問題ですが，重症肺炎の場合は，肺炎球菌に加えて，レジオネラをカバーすることを考えます．これは，起因菌が判明していない時点では，致命的になりうる「待てない」（Q8参照）肺炎の起因菌をはずすことはできないからです．

1 エンピリックセラピーから最適治療へ

起因菌が判明した場合，起因菌に対する**最適治療**（Q8参照）に変更します．エンピリックセラピー（Q8参照）で用いる抗菌薬は想定される起因菌をカバーするために広いスペクトラムになっているため，起因菌が判明すれば，不要なスペクトラムを有することになります．つまり，本来カバー

する必要のない菌をカバーしてしまっているのです．不必要にスペクトラムの広い抗菌薬を用いつづけることにより，薬剤耐性菌が出現し，その後の治療を困難なものにするリスクがあります．起因菌が同定されれば，エンピリックセラピーに用いた抗菌薬を「変更してもよい」のではなく，「**変更するべき**」であることを覚えておきましょう．

2 検査結果の解釈

1) 培養で検出された菌が本当に起因菌であるのかどうかを確認する

感染症に対し，抗菌薬を投与する場合には，**患者背景，問題となっている臓器**から，すでに**原因微生物が想定されている**はずであり，培養結果が返ってくる前に，ある程度予想はついているはずです．この予想と培養結果が一致した場合，これは真の起因菌と考えてよいでしょう．一方，一致しなかった場合には，その微生物が起因菌になりうる病態であったかを再度確認し，それでもなりえない場合には，これは真の起因菌ではないと判断することになります．

このとき，治療開始前の検体のグラム染色を自分で評価していると，のちに培養で検出された菌が起因菌か否かの判断にきわめて有用です．例えば，基礎疾患のない市中肺炎患者の良質な喀痰のグラム染色でグラム陽性双球菌が多数見られていれば，培養結果が仮に大腸菌であったとしてもグラム陰性桿菌である大腸菌を起因菌と判断することはないでしょう．グラム染色所見は真の起因菌を判断するうえで重要な裏付けとなるのです．

常在菌や定着菌が混入しやすい検体の場合は特に慎重な評価が必要です．また，抗菌薬治療が開始されたのちに採取された検体では必ずしも起因菌を反映せず，評価ができなくなります．最適治療を行うためには，**抗菌薬治療を開始する前に**，起因菌の同定に適切な検体を採取することが必要不可欠です．

2) 嫌気性菌が起因菌となっている場合，培養検査では培養されてこないことがある

嫌気性菌を起因菌と考えるべき状況であれば，検出されていなくても嫌気性菌をカバーする必要があります．具体的には，**誤嚥性肺炎**や**腹腔内感**

染症となります．

　一般に横隔膜より上の嫌気性菌はペニシリン系で多くは治療が可能ですが，横隔膜より下の嫌気性菌では*Bacteroides fragilis*をカバーする必要があり，メトロニダゾール，βラクタム系抗菌薬とβラクタマーゼ阻害薬との合剤，セファマイシン系，カルバペネム系，クリンダマイシンなどが必要になります．

3 最適治療に用いる抗菌薬の選択

1）感染臓器を考慮する

　最適治療に用いる抗菌薬の選択においては，起因菌の情報だけではなく，感染臓器を考慮する必要があります．抗菌薬によっては対象となる感染臓器への移行性に乏しいものもあります．特に抗菌薬の移行性が問題となる臓器としては，中枢神経系，前立腺，膿瘍などがあげられます．

2）起因菌とその感受性結果を参考に抗菌薬を選択する

　最適治療に用いるべき抗菌薬は，歴史的な知見により決まっています．他の抗菌薬に感受性があっても，教科書的に決まっている抗菌薬に感受性があればそれを用いるべきです．例えば，腸球菌（*E. faecalis*）の治療に選択すべき抗菌薬は他のどの薬剤に感受性があったとしても，アンピシリンあるいはペニシリンGになるのです．**表1**によく検出される菌と選択すべき抗菌薬の例を示します．

　ただし，耐性菌が増えてきているため，感受性結果を確認し，選択すべき抗菌薬に感受性であることを確認する必要があります．特にグラム陰性桿菌は医療機関によってその抗菌薬感受性が異なるため，感受性結果を十分検討する必要があります．

　以上をふまえ，**起因菌が同定されればそれをターゲットに最適治療を行います**．冒頭のケースではペニシリン感受性肺炎球菌による肺炎に対する最適治療に変更します．起因菌でないレジオネラなど他の病原体のカバーをする必要はなく，エンピリックセラピーを終了し，すみやかにペニシリンによる最適治療に変更することになります．

　起因菌が同定された時点では，エンピリックセラピーは，起因菌ですら

表1 よくみられる菌と選択すべき薬剤の例

Staphylococcus aureus	MSSA		セファゾリン
	MRSA		バンコマイシン
Coagulase negative staphylococcus			バンコマイシン
Streptococcus sp.			ペニシリン G
Streptococcus pneumoniae	PSSP		ペニシリン G，アンピシリン
	PISP	髄膜炎	セフトリアキソン
		肺炎	高用量ペニシリン G，高用量アンピシリン
	PRSP	髄膜炎	バンコマイシン＋セフトリアキソン
		肺炎	高用量アンピシリン，セフトリアキソン
Enterococcus faecalis			アンピシリン
Listeria monocytogenes			アンピシリン
Neisseria gonnorrhoeae			セフトリアキソン
Neisseria meningitis			ペニシリン G
Moraxella catarrhalis			アンピシリン / スルバクタム
Haemophilus influenzae	耐性なし		アンピシリン
	βＬ産生		アンピシリン / スルバクタム
	BLNAR		セフトリアキソン
Escherichia coli			セファゾリン，セフォチアム：臨床状況によってさまざま，文献参照
Klebsiella pneumoniae			セファゾリン，セフォチアム：臨床状況によってさまざま，文献参照
Proteus mirabilis			アンピシリン，セファゾリン
Pseudomonous aeruginosa			ピペラシリン，セフタジジム，シプロフロキサシン，カルバペネム，アミノグリコシド
Enterobacter cloacae			セフェピム，カルバペネムなど
Citrobacter freundii			セフェピム，カルバペネムなど
Stenotrophomonous maltophilia			ST 合剤

注）実際の選択にあたっては臨床状況，感受性結果をふまえて判断すること
MSSA ：Methicillin-sensitive *staphylococcus aureus*
MRSA ：Methicillin-resistant *staphylococcus aureus*
PSSP ：penicillin sensitive *streptococcus pneumoniae*
PISP ：penicillin intermediate *streptococcus pneumoniae*
PRSP ：penicillin resistant *streptococcus pneumoniae*
βＬ ：β-lactamase
BLNAR：β-lactamase-negative ampicillin-resisitant

第5章 微生物検査結果に基づき最適治療を選択する

ない菌をカバーし，起因菌に最も有効な治療を行わない，不適切な治療にもなりうるのです．

まとめ

① 起因菌が同定されればエンピリックセラピーを終了し，最適治療を行う
② 誤嚥性肺炎や腹腔内感染症では培養結果にかかわらず，嫌気性菌をカバーする
③ 最適治療を行ううえで検討すべき事柄は❶起因菌，❷感受性結果，❸感染臓器である

参考文献
1) 青木 眞:「レジデントのための感染症診療マニュアル 第2版」, 医学書院, 2007
2) Mandell, G. L. et al. : Principles and practice of infectious disease 6th edition. Elsevier Churchill Livingstone, 2004
3) Betts, R. F. et al. : A practical approach to infectious diseases 5th edition. Lippincott Williams and Wilkins, 2002

Profile
上田晃弘（Akihiro Ueda）
東海大学医学部付属病院総合内科．
Q8参照．

Q24 de-escalationって本当に必要ですか？

第5章 微生物検査結果に基づき最適治療を選択する

効いているのだから，このまま同じ抗菌薬投与を続けようと思いますが…

Case1

生来健康な30歳男性が市中肺炎にて入院．
入院時よりセフトリアキソン（ロセフィン®）2 g/日投与中．
入院3日目に培養結果が判明し，血液培養と喀痰培養の両方からペニシリン感受性肺炎球菌（penicillin-susceptive *streptococcus pneumonia*：PSSP）と判明．喀痰グラム染色でもグラム陽性双球菌と白血球を有意に認めていたとのこと．
患者本人のバイタルサインは改善傾向にある．

研修医A「患者さんはよくなってきているので，このまま同じ抗菌薬で経過観察しようと思います」
指導医B「PSSPと判明しているのに，本当にそのままでいいのかな？」
研修医A「だって，効いてる薬剤を変えないのは昔からのセオリーだって○○先生に習いました」
指導医B「じゃあ，どの本にもPSSPの治療で最もよいのはセフトリアキソンって書いてあるのかな？もっと治療成績のデータが蓄積された抗菌薬の選択はないのかな？」
研修医A「…」

1 de-escalationってなーに？

感染症診療で，しばしば質問を受ける「de-escalation」．
本項では，de-escalationについて，症例を中心に考えていきたいと思います．
他の項でも何度も述べられていることですが，抗菌薬のターゲットとなるのは「人体」ではなく「菌」です．
人体はもちろん多細胞からなる複雑な構造であり，個別の差が激しく，A

さんに効いた薬がBさんに効かないことがあるというのはもちろんありえます．

データの蓄積とともに，相性などが大事になってくるかもしれません．

では菌は？（こう言うと細菌学者の先生方に怒られるかもしれませんが）人体と比べて単細胞であり，遺伝子的に多少の違いはあれど（例えば感受性），同じ菌であることには変わりありません．

なので，ほとんどの感染症では「この臓器の感染症だったらおそらくこの菌かこの菌が原因微生物になるな」という具合に決まっているのが相場です．そして，その菌を想定して最初に行う治療（つまりとりあえず漏れがないようにする治療）がエンピリックセラピー（empiric therapy）です（Q8参照）．

やがて培養検査によって，犯人（原因微生物）がわかったら，そいつに一番効く抗菌薬のデータがあり，かつ普段は生えてこないような悪玉菌を抑えてくれる善玉菌をなるべく乱さない，あるいは「中途半端に効果を発揮してしまい耐性菌を増やす」といった余計な作用がないものを選択すること（すなわちdefinitive therapyを選択すること）をde-escalationといいます．

PSSPに最もふさわしい治療薬はどこの教科書を見ても，ペニシリンと書いてあります．

これは，この抗菌薬が最もデータの蓄積があり，すなわちその他の常在菌に極力害を与えず，そして他の菌に余計な耐性を獲得させずに治療することに適しているからです．

実際に，**培養結果に基づいて適した抗菌薬に変更することで死亡率が下がるという報告もあります**[1]．

そして，このde-escalationは決して海の向こうにある全然医療制度が異なる世界での話だけではなく，国内のガイドラインなどでもde-escalationを行うよう示されています[2]．

Case1ではペニシリンG1,200万単位/日点滴静注にde-escalationして治療を継続しました．

> エンピリックセラピーで治療を始めた後，起因菌をはっきりさせてdefinitive therapyにde-escalationすることを検討する

このde-escalationについて，もう少し考えてみましょう．

Case2

53歳男性．胃癌術後で術時より中心静脈カテーテル挿入中．
術後7日目で発熱があり，手術部位は検査したところ特に問題なかったが，カテーテルライン採血と末梢血で採取した血液培養でいずれもグラム陽性球菌が検出された．
研修医A「カテーテル関連血流感染症だと思うのですけど…」
指導医B「じゃあ治療はどうしようか？」
研修医A「グラム陽性球菌なので，おそらくは表皮ブドウ球菌か黄色ブドウ球菌だと思います．たしか，院内のアンチバイオグラムによると，黄色ブドウ球菌はMRSA（methicillin-resistant staphylococcus aureus）とMSSA（methicillin-susceptive staphylococcus aureus）の割合が6：4で，表皮ブドウ球菌はもっと多いので，エンピリックセラピーとしてバンコマイシンを点滴します」
こうしてカテーテル抜去とバンコマイシンの点滴静注を始めたところ，翌々日にはMSSAと同定されたという報告書が返ってきた．
指導医B「じゃあ，抗菌薬はどうしようか？」
研修医A「えー？，だって外れていないんですよ．バンコマイシンだったらMSSAもMRSAもカバーするじゃないですか．それに患者さんだって良くなってきているし」
指導医B「カバーの広さと，治療成績や抗菌活性は比例するのかな？起因菌がはっきりわかっていても，definitive therapyで広いカバーをかけ続けることが必ずしも必要なのかな？」
研修医A「…」

2 de-escalationの必要性
〜スペクトラムと治療成績の誤解〜

よく勘違いされることですが抗菌薬のスペクトラムの広さが，その感染症の治療成績が良い薬というわけではありません．

例えば，MSSAの菌血症・感染性心内膜炎（IE）などでの治療成績は必ずしもMRSAもMSSAもカバーするようなバンコマイシンが勝るわけではありません．

MSSAの菌血症・IEでは，あるグリコペプチド系薬剤での治癒率が60〜70％であったのに対して，MSSAの治療に使う抗黄色ブドウ球菌用のβラクタム剤では治癒率が85〜90％との報告もあります[3]．治療効果の観点か

らは，グリコペプチドよりもβラクタム系の抗菌薬のほうがすぐれているのです！！

このように，**抗菌薬のスペクトラムの広さと治療成績が必ずしも一致するものではありません．de-escalationを行った方が，治療成績が向上する場合が多々あります．**

先ほどの**Case2**では，血液培養のすみやかな陰転化を確認し，IEや膿瘍や骨髄炎などの合併症がないことを確認してセファゾリン（セファメジン®）4 g/日点滴静注にて治療しました．

つまずきポイント

抗菌薬のスペクトラムの広さと治療成績は必ずしも一致しない！

Case3

70歳女性．脳梗塞後で入院中に発熱を認めたため検索したところ，CVA叩打痛あり尿中白血球も100/HPF以上と著明に増加していた．
研修医A「ほかに熱源も見当たらないし，腎盂腎炎でいいかなと思うんですけど」
指導医B「じゃあどうしようか？」
研修医A「尿のグラム染色したところ，白血球とグラム陰性桿菌が一杯なので，院内尿路感染症の起因菌として大腸菌やクレブシエラのほかに，院内にいるような緑膿菌などのカバーもした方がいいかなと思います．血液培養と尿培養を提出してセフェピム（マキシピーム®）を始めようかなと思います」
セフェピム開始後3日目に，培養結果が返ってきた．
菌名は*E. coli*で，ペニシリン系・セフェム系いずれも感受性があった．
指導医B「抗菌薬どうしようか？」
研修医A「de-escalationですね．ABPC（アンピシリン）に変更します」
こうして，ABPC 4 g/日の点滴静注に変更して計14日間の治療を終えた．

Case4

69歳女性．こちらも同じく，脳梗塞で入院中に発熱を認めて，最終的に腎盂腎炎の診断でセフェピム（マキシピーム®）投与中．
治療開始3日目に培養結果が返ってきた．
菌名は*E. coli*で，ペニシリン系・セフェム系いずれも感受性があった．
医師C「外れていないので，このままでいこう」
と，セフェピム投与を継続して経過観察．14日間セフェピム投与継続して終了．
いったん，よくなったものの，翌週に発熱と今度は酸素化の悪化など呼吸状態の悪

化を認めた．画像検査にて，新たな浸潤影を認め，喀痰中のグラム染色ではグラム陰性桿菌と白血球を多数認めた．
医師C「じゃあ，前も良くなったから，いつもと同じセフェピムで」
というわけで，いつもの（？）セフェピム投与を開始したが，状態は悪化するばかり．
医師Cもだんだんあわててきました．
その後培養結果が返ってきました．
菌名：*Pseudomonas aeruginosa*，CFPM（セフェピム）：R
すでに患者さんは人工呼吸器管理が必要な状態まで悪化しました．

3 empiric therapy を継続することによるデメリット

Case3 と **Case4** の違いはわかりますか？ de-escalation を行った場合と行わなかった場合では，その患者さんが抗菌薬耐性菌感染症に罹患するリスクが違ってくるのです．

Case4 のCFPM耐性緑膿菌が検出されたのには，もちろんいろいろと理由はあるかもしれませんが，やはり尿路感染症の治療の時に de-escalation を行っていなかったことが原因となっている可能性があります．

一般に，緑膿菌などは，感受性のある抗菌薬にさらされ続けると，耐性を獲得する可能性があります[4]．

Case4 についてはもちろん，治療経過のフォローにもグラム染色を行うとか，ほかにも今回の重症化を防ぐ方法はあったと思います．でもセフェピムを使い続けたためにセフェピム耐性菌による感染を起こした可能性は否定できません．もし **Case3** のようにきっちりと de-escalation を行っていたら，仮に今後緑膿菌肺炎を起こしても，検出される *P. aeruginosa* はまだセフェピムに感受性が保たれていて，セフェピムで十分治療ができていた可能性が高いのです．

今回の2つの症例から学んだことは，**de-escalation を行うことで，耐性菌を減らし，結果として目の前の患者さんの予後に貢献する**ことだと思います．もちろん**病院全体にとっても耐性菌が減ることが有益である**ことは言うまでもありません．

表 1 de-escalation の例（文献 5 などを参照に作成）

1）中枢神経系感染症

● **市中の髄膜炎**
生来健康な 20 代男性の市中発症の細菌性髄膜炎で，エンピリックセラピーで CTRX 4 g/ 日＋VCM 3 g/ 日を選択
（肺炎球菌や髄膜炎菌を想定して，エンピリックセラピーを選択）

① → 3 日後に PSSP（PCG の MIC ＜ 0.1）を検出
　→ definitive therapy として PCG 400 万単位 / 回を 4 時間ごとに点滴静注に抗菌薬を変更

② → 3 日後に N. meningitis を検出
　→ definitive therapy として，CTRX 4 g/ 日点滴静注，もしくは PCG 2,400 万単位 / 日点滴静注に抗菌薬を変更

2）呼吸器感染症

● **市中肺炎**
生来健康な 20 代男性の市中発症の細菌性肺炎で，エンピリックセラピー CTRX 2 g/ 日
（肺炎球菌やインフルエンザ菌を想定して，エンピリックセラピーを選択）

③ → 3 日後に喀痰培養・血液培養で PSSP 検出（髄膜炎はなし）
　→ definitive therapy として，PCG 200 万単位 / 回を 4 時間ごとに点滴静注

④ → 3 日後に，喀痰培養・血液培養から H. influenzae で ABPC に感受性あり（βラクタマーゼ陰性，BLNAR（−））
　→ definitive therapy として，ABPC 2 g/ 回を 6 時間ごとに点滴静注

3）血流感染症

● **カテーテル関連血流感染症**
入院中の CV カテーテル挿入中のカテーテル関連血流感染症で，エンピリックセラピーで VCM 15 mg/kg/ 回を 12 時間ごとに点滴静注
（MRSA を含む黄色ブドウ球菌や MRS を含む CNS を想定してエンピリックセラピーを選択）

⑤ → 3 日後に，MSSA が血液培養から検出
　→ definitive therapy として，CEZ 1 g/ 回を 6 時間ごとに点滴静注

CTRX： セフトリアキソン　　　　CFPM： セフェピム
VCM： バンコマイシン　　　　　BLNAR：βラクタマーゼ非産生アンピシリン耐性
PCG： ペニシリン G　　　　　　CNS：コアグラーゼ陰性ブドウ球菌
ABPC： アンピシリン　　　　　　MRS：メチシリン耐性黄色ブドウ球菌
CEZ： セファゾリン

（次ページにつづく）

表1　de-escalation の例 (前ページのつづき)

4) 尿路感染症

● **市中の単純性腎盂腎炎**
生来健康な30歳女性の細菌性腎盂腎炎で，エンピリックセラピーで CTRX 2 g/日を選択
(大腸菌やクレブシエラやプロテウスなどを想定してエンピリックセラピーを選択)

⑥ →3日後に，ABPC に感受性のある大腸菌が血液培養・尿培養から検出
　→ definitive therapy として ABPC 2 g/回を6時間ごとに点滴静注

● **院内の複雑性腎盂腎炎**
入院1カ月目の50歳女性の細菌性腎盂腎炎で，尿のグラム染色でグラム陰性桿菌を認めたため，CFPM 4 g/日を選択
(腸内細菌や緑膿菌を想定してエンピリックセラピーを選択)

⑦ →3日後に，ABPC に感受性のある大腸菌が血液培養・尿培養から検出
　→ definitive therapy として，ABPC 2 g/回を6時間ごとに点滴静注

上級医のコツ

de-escalation により耐性菌を減らすことで，目の前の患者さんや病院全体での患者さんの予後改善に貢献する．

　主な de-escalation の例を，**表1** に挙げてみました（各菌に対する de-escalation に関しては，**Q23** を参照してください）．

　（なお，あくまで，これらは de-escalation 可能な例の一部です．他の薬剤の選択肢がありうるものもあります．また，各抗菌薬の量は Ccr > 60 以上を想定しています．）

4 おわりに

　de-escalation について，簡単ではありますが解説してきました．多少はご理解いただけたでしょうか．もちろん，すべての症例に de-escalation ができるとは限りません．特に院内の感染症などではしばしば de-escalation できるかどうか悩む症例があります．ただ，de-escalation というものは決して特別なことではありません．感染症の診断は培養結果が返ってきて初めて確定しますが，診断が確定したらそれに合わせて治療を行うという行為は，感染症に限らずすべての医療分野で行われているものです．

また，de-escalationはそれ自体が目的ではなく，最終的に患者さんの予後を改善させることが目的であり，感染症診療の原則のなかの一部分にすぎません．つまり，初めに鑑別をしっかりと挙げてそのなかでよりspecificに考えることや，適した培養を必ず取っておくことがde-escalationにつながり，それらすべてが最終的に患者さんの予後に貢献していくのです．

まとめ

① de-escalationは治療成績を向上させる
② definitive therapyでは，抗菌薬のスペクトラムの広さと，治療成績は必ずしも一致しない
③ 感染症診療の原則に従って診療を行うことで，例えば適切な培養が採取されるなどした結果de-escalation可能な症例となり，治療成績の向上に結びついていく

参考文献

1）Weinstein, M. P. et al. : The clinical significance of positive blood cultures in the 1990s: a prospective comprehensive evaluation of the microbiology, epidemiology, and outcome of bacteremia and fungemia in adults. Clin. Infec. Dis., 24 : 584–602, 1997
2）日本呼吸器学会 編：「呼吸器感染症に関するガイドライン」中の成人院内肺炎診療ガイドライン，2008
3）Laurence, L. et al. : The pharmacological basis of Therapeutics, 11th edition (Goodmman and Gilman's), Section VIII Chapter 46, p.1197, McGraw-Hill Professional, 2005
4）Ohmagari, N. et al. : Risk factors for infections with multidrug-resistant Pseudomonas aeruginosa in patients with cancer. Cancer, 104 : 205–212, 2005
5）Gilbert, D. N. et al. : Stanford Guide to Antimicrobial Therapy, 2009, Antimicrobial Therapy, 2009

Profile

相野田祐介（Yusuke Ainoda）
東京女子医科大学感染症科（兼：東京都立墨東病院非常勤）．
専門：臨床感染症，一般内科．
広島大学医学部医学科卒業後，松山赤十字病院研修医，都立墨東病院レジデントを経て現職．
感染症コンサルテーションや感染症・HIV外来に感染制御と，ひたすら臨床の日々ですが，研修医教育や学生教育にもさらに力を入れていきたいと思っています．どんな仕事であっても，忙しい時ほどその仕事を楽しもうとすること（プライベートや休養もですが）を忘れないことが大事だなと思う今日この頃です．

Column

拡大と縮小，今向かっているのはどっち？

[escalation]を辞書で調べてみると「段階的拡大」と書いてあります．[de]を辞書で調べてみると，「反対」と書いてあります．つまり，[de-escalation]は，日本語に訳すと「段階的縮小」という意味になるでしょうか．

この「縮小」という日本語は大きな誤解を生むことがあります．一般的にde-escalationで縮小するものは「スペクトラム」であって，抗菌活性や治療成績が悪くなることではありません．

ところで，本項のテーマは[de-escalation]でしたが，逆にふと気がつくと，目の前にいる患者さんへの抗菌薬が[escalation]してしまっていることはありませんか？もちろん実際の臨床現場で抗菌薬がescalationしてしまうことがありますが，しかしそのescalationは本当に必要でしょうか？必要だとするとなぜ予想できなかったのでしょうか？

「escalationしようと思うのですけど…」とご相談いただいた主治医の先生に理由をお尋ねすると，下記のようなお返事をいただくことがあります．

❶培養結果をみて「ゲゲッ！！」というパターン
❷「患者さんの臨床状態が悪くなってきたので…」というパターン

❶のように培養結果に基づいて，予想外にescalationしないといけなくなったときには，その菌を想定できていなかったのか，培養結果が感染症の起因菌ではなくただの通りすがりの保菌を表しているのかなどを十分吟味する必要があります．

❷のような状況のとき，考えることはいっぱいあります．「本当に感染症なのだろうか？」「実は薬剤が悪さをしているのではないだろうか？」「診断は合っているけど，抗菌薬だけでは治療が困難な状態になっており，外科的治療が必要なんじゃないか？」「メルクマールが間違っているんじゃないのか」「…」などと悩みはつきません．つまり，抗菌薬をescalationすることが本当に必要かどうか，このパターンに関しても十分吟味する必要があります（詳細はQ29を参照してください．）

というわけで，実はescalationは不要で，「偽膜性腸炎でした」や「もともとの診断が感染症じゃありませんでした」などなど…ということが多々あります．

Q25 第6章 経過観察・効果判定・治療終了まで
抗菌薬治療の効果判定はどのようにすればよいですか？

抗菌薬投与を開始したあと，いつ，何を指標にして，その効果を判断しますか？

Case

エンピリック治療について勉強したあなたは，感染症の初期治療について十分な自信をもつことができました．
さて，基礎疾患のない30歳の女性が腎盂腎炎と診断されて入院してきました．担当医はあなたです．尿のグラム染色で白血球とグラム陰性桿菌を確認し，アンピシリン/スルバクタムの投与を開始しました．治療開始後，背部痛と頻尿が改善し，尿中のグラム陰性桿菌は消失していました．しかし，「解熱していない」「CRPの値が入院時よりも上昇している」ことを理由に，指導医があなたに抗菌薬の変更を求めてきました．本当に抗菌薬を変更しなければいけないのでしょうか？患者さんの病状は，本当に悪化しているのでしょうか？

❶ 何を治療しているか認識しよう！

～鑑別疾患をあげ，確定診断に迫るクセをつけよう！

　患者さんは重症であればあるほど，意識がなくて会話ができなかったり，たくさんのラインにつながれていてうまく身体所見もとれなかったりします．このため入院時記録が3行くらいになってしまったという経験はないですか？また，他院からの紹介状に「とにかく状態悪いのでよろしく」としか書かれていなかったり，家族と連絡がとれず，どうして入院したのかさえ不明な場合もあったり…．

　重症の患者さんを受けもつと，すべての項目がオーダーされた血液検査，動脈血液ガス分析，胸部・腹部単純X線写真，超音波検査やCTなど，確認するだけでも一苦労するデータの山に囲まれることも少なくありません．そこで患者さんをさておき検査結果に一喜一憂してしまい，上級医から「デー

タを治すんじゃないッ，患者さんを治すんだ！」と暖かい指導が入ることもあるでしょう．「そんなこと，当たり前じゃん．俺いつもちゃんと患者さんを診てるぜ！」と自信をもって言えるなら，感染症治療における経過観察のコツの8割は手に入れています．

しかし実際は，「自分が何を治療しているのか」を認識できず，苦労されている研修医の先生をよく見かけます．**まず「自分は何を治すのか」を認識することが第一です**．重症で，感染フォーカスが不明な場合も，とりあえずは「フォーカス不明の敗血症性ショック，鑑別は□□，○○…」でもいいでしょう．初期治療を行いながら「確定診断（どんな背景をもつ宿主の，どの臓器に，どんな病原体が感染しているのか）」のための検査を進めていけばいいのです．**この「確定診断」が，その後の治療評価の大きなカギになります．**

2 治療効果は毎日検討しよう！

ではなぜ，「確定診断」にこだわるのでしょうか．それは，感染臓器や感染微生物によって，治療に必要な抗菌薬投与期間や，治療中に注目すべきポイントが決まってくるからです．

さて，皆さんはいつ抗菌薬治療の効果判定を行っていますか？ 治療開始翌日ですか，3日目ですか，それとも毎日ですか？

これには，明確なエビデンスはありません．一般的に，治療開始後3日目あたりに評価を行うように言われることが多いようです．しかし，私は**治療効果について毎日検討することをお勧めします**．その理由として，ただちに抗菌薬の変更や追加が必要な場合があること（例：医療関連肺炎に対し第4世代セファロスポリンで治療開始したが，治療開始翌日に血液培養にてグラム陽性球菌が検出されたため，MRSA感染などを考慮してバンコマイシンを追加する），治療がうまくいっていても3日目に解熱しない感染もあること（例：骨髄炎や膿瘍，前立腺炎など），抗菌薬治療の失敗は治療経過のいかなる時点でも起こりうること，そして注意深く毎日観察することにより，感染症ごとの治療経過パターンが体感できることがあげられます．

3 バイタルサインが最重要判断事項！

　治療効果の判定のために，何を指標に観察しますか？体温，白血球数やCRP（C-reactive protein）なんかが気になるところではないでしょうか．皆さんは救急当直で搬送患者さんを診察するときには，呼吸・循環・意識状態などを素早くチェックされることと思います．感染症診療も原則は同じです．全身状態から始まり，血圧・脈拍数・呼吸数・体温（特に1日の最高体温）などの**バイタルサインや，意識状態を「どの感染症においても」チェックするようにします**．人工呼吸器や昇圧薬を使用している場合は，その設定も確認しましょう．つまり，生命に直結する所見が最重要事項です．**「重症感染症とはCRPが高いことではない」**ことに注意してください．

　感染症が原因で，これらの生命に直結する所見が悪化傾向の場合，「治療不良」も考慮して，抗菌薬の追加あるいは変更を検討します．感染症が重症すぎる場合，適切な抗菌薬を使用していても悪化することがあります．

上級医のコツ

> 適切な抗菌薬を選択したと自信をもっている症例でも，病状が悪化することがあります．呼吸管理や循環管理を必要とする重症例では，やむをえず「第4世代セファロスポリン＋バンコマイシン」や「カルバペネム＋バンコマイシン」などのきわめて広域な抗菌スペクトラムとなるレジメへ変更することもあります．しかし，各種培養の結果などから「抗菌スペクトラムが不適切だった」と確実に言える症例は，ほとんど経験していません．一方，何かをきっかけに病状が一気に改善してゆく症例があります．そのきっかけは，循環動態の管理や，感染巣に対する外科的処置や，人工呼吸器の設定変更や，血糖コントロールなど，抗菌薬投与以外の要因であることが多いです．重症感染症の治療においては，抗菌薬の知識のみならず，全身の状態を総合的に評価して対応できる能力が必要となります．

4 「確定診断」に基づいて，治療効果判定のためのパラメータを設定しよう！

　感染臓器が特定できたら，**臓器ごとに観察するパラメータを設定します**．上で述べた，全身状態，バイタルサイン，意識状態などと同時に，このパ

ラメータのチェックを行います．パラメータの項目には決まったものはありませんが，**表1**のような項目を参考にするとよいでしょう．白血球数とその分画，CRP，赤血球沈降速度（ESR）といった炎症反応性生体マーカーもフォローに役立ちますが，あくまで「補助」です．白血球数・CRPのみに頼った感染症診療には，多くの落とし穴が待ちかまえていますのでご用心を．

パラメータの評価にはちょっとしたコツがいります．必ずしもすべてのパラメータ項目が同時に改善するとは限りません．パラメータの改善スピードはそれぞれ異なります．あるものは改善する一方で，あまり変化が見られない項目もあります．例えば，肺炎や骨髄炎における画像所見の改善は遅く，治癒後も残存することが知られています．項目によっては，悪化と改善をくり返す場合もあります．高齢者でみられる細菌感染のパターンとして，治療に伴い（おそらく治療反応として）かえって白血球数・CRP・体温が上昇することも少なくありません．正しい抗菌薬を正しい使用法で投与していれば，パラメータの改善を根拠に，治療開始直後にCRPなどの上昇があっても抗菌薬の変更を行わずに治療を継続できます．

パラメータの変化については，ほかにもパターンがありますので，**表1**を参考に，実際の症例のなかで経験してください．宿主の免疫状態や初期の重症度，感染臓器や病原体によって治療経過は異なります．検査データのみに惑わされず，正しい評価を行うように心がけましょう．

上級医のコツ

> CRPの上手な使い方：CRPをはじめとする炎症反応性生体マーカーを感染症診療でどのように利用するか，意見の分かれるところです．上記のパラメータさえ追えば患者さんの病状を把握できるのだから，CRPの値は必要ないという意見もあります．私もCRPの値だけを見て治療方針を決めることにはもちろん反対です．しかし，せっかく測定されているCRPなので，私は有効活用するようにしています．例えば，骨髄炎や膿瘍の抗菌薬治療は長期になりますが，急性期以降は局所所見が不明瞭になります．そこで1週間おきにCRPを確認して，そのトレンド（変化の傾向）を観察するようにしています．減少傾向が続いていたCRPの値が急に上昇したら，治療不良，カテーテル感染，薬剤熱，などなど，原因を探します．「何かが起こっている」ことを知らせるアラームとして使用するのが，私のCRP活用法です．

表1　治療の指標となる代表的なパラメータ

パラメータの例	パラメータの改善	評価のポイント
感染臓器（主な感染症）		
中枢神経系（髄膜炎・脳膿瘍・脳炎・神経梅毒など）		
意識状態	JCS，GCSのスコア改善	治療に反応した場合，いずれもある程度劇的に改善する．しかし，治療成功にもかかわらず，長期にわたって異常が持続することも少なくない
頭痛	痛みの消失	
痙攣	消失または頻度減少	
麻痺	消失または麻痺範囲の減少	
異常運動，不随意運動	消失または頻度減少	
記憶力・計算力などの高次機能	高次機能評価検査の成績改善	
その他の神経学的所見	消失	
髄液所見	微生物消失，細胞数低下，蛋白低下，糖増加	
放射線画像検査	病変範囲の縮小	
呼吸器系（肺炎，膿胸，肺膿瘍など）		
胸痛	消失	呼吸数・SpO$_2$などは，治療効果とパラレルに動くことが多い．グラム染色中の原因微生物の数も，治療に伴い劇的に減少する．胸部X線所見は，悪化に伴う変化は速いが，治癒傾向にあっても浸潤影の改善は緩やかで，週～月単位で残存することもある
呼吸苦	消失	
咳嗽	回数の減少	
呼吸数	正常範囲への回復	
呼吸音	肺雑音の消失	
喀痰量	減少	
SpO$_2$	上昇	
動脈血液ガス分析の結果	正常範囲への回復	
喀痰のグラム染色所見	細菌数の減少，白血球数の減少	
放射線画像検査	病変範囲の縮小，胸水の減少	
泌尿器系（尿道炎，膀胱炎，腎盂腎炎，腎膿瘍など）		
頻尿	消失	治療後も細菌が持続的に検出される場合，尿路機能の評価と腎膿瘍の検索を行うこと．尿路に異常がなければ，感染性心内膜炎の検索を実施すること
排尿時痛	消失	
腰背部痛または腰背部叩打痛	消失	
尿のグラム染色所見	細菌数の減少，白血球数の減少	
放射線画像検査	病変範囲の縮小	

（次ページにつづく）

表1 治療の指標となる代表的なパラメータ (前ページよりつづき)

感染臓器（主な感染症）		
パラメータの例	パラメータの改善	評価のポイント
循環器系（感染性心内膜炎，感染性動脈瘤，人工血管感染症など）		
血液培養の結果	培養陰性化（最重要事項）	感染性心内膜炎では，連日血液培養をくり返し，培養陰性化を確認すること．治療開始数日で血液培養が陰性化しない場合は，心筋内膿瘍や弁輪周囲膿瘍の可能性，血行性の遠隔病変（膿瘍・塞栓など）の存在を考えること
心機能	悪化しないこと	
放射線画像検査	病変範囲の縮小	
消化器系（腸管感染症，胆道系感染症，肝膿瘍，虫垂炎，腹膜炎，腹腔内膿瘍など）		
腹痛	消失．ただし虫垂炎では，虫垂穿孔に伴う一時的な腹痛の軽減である場合があることに注意する	肝膿瘍，腹腔内膿瘍，腹膜炎は，治癒経過が緩やかになることが多い．発熱・CRPといった所見が1週間以上持続する場合もある．腹部圧痛の改善も数日単位で比較的ゆっくりである
消化管症状（下痢，嘔吐，便秘）	消失または頻度減少	
腹部診察所見	圧痛や反跳痛の消失	
放射線画像検査	病変範囲の縮小，腹水の消失	
皮膚・軟部組織系（蜂窩織炎・糖尿病性足感染症・創部感染・壊死性筋膜炎など）		
病変部の疼痛	消失	いずれのパラメータも，治療に伴って速やかに改善する．悪化の際の変化も速い．特に壊死性筋膜炎では数時間で病変範囲が拡大する．筆者は病変範囲が広い蜂窩織炎の症例では，壊死性筋膜炎との鑑別のため，マジックで病変部をマーキングしている
病変部の局所所見	腫脹，圧痛，熱感の消失．排膿量の減少，病変範囲の縮小	
放射線画像検査	病変範囲の縮小	
骨・関節系（骨髄炎・化膿性関節炎など）		
病変部の疼痛	消失	骨髄炎におけるMRIの異常信号は，治癒にかかわらず残存し，治療指標には向かない．周囲への感染波及や再発の評価には有用である
病変部の局所所見	腫脹，圧痛，熱感の消失．排膿量の減少，病変範囲の縮小	
放射線画像検査	病変範囲の縮小	

（次ページにつづく）

表1 治療の指標となる代表的なパラメータ（前ページよりつづき）

感染臓器（主な感染症）		
パラメータの例	パラメータの改善	評価のポイント
生殖器系（前立腺炎・精巣上体炎・子宮付属器炎・子宮骨盤炎など）		
局所の疼痛，腹痛	消失	治療開始時の障害の程度によって，治療が成功しても症状や所見が長期に（場合によって慢性的に）遷延することがある
病変部の局所所見	腫脹，圧痛，熱感の消失．ただし，前立腺炎ではむやみに前立腺を押さないこと	
放射線画像所見	病変範囲の縮小	

まとめ

① 「データではなく患者さんを治療している」という認識をもつ
② 必要に応じて，いつでも抗菌薬の変更や追加ができるようにするため，治療効果の判定は毎日行う
③ 血圧，脈拍数，呼吸数，体温，意識状態を最初にチェックする
④ 確定診断に基づいて，治療効果判定のためのパラメータを設定し，チェックする

参考文献

1) Simon, L. et al. : Serum Procalcitonin and C-Reactive Protein Levels as Markers of Bacterial Infection: A systematic Review and Meta-analysis. CID, 39 : 206-217, 2004
2) van der Meer, V. et al. : Diagnostic value of C reactive protein in infections of the lower respiratory tract: systematic review. BMJ, 331 : 26, 2005
3) 青木 眞：「レジデントのための感染症診療マニュアル 第2版」，医学書院，2008

Profile

笹原鉄平（Teppei Sasahara）
自治医科大学附属病院臨床感染症センター 感染制御部・感染症科．
札幌医科大学卒業，国立国際医療センターを経て，2006年4月より現職．
専門は一般感染症診療，B. cercusによる医療関連感染症．ほかに，病院環境衛生，性感染症診療，臨床薬理学，医療現場における産業衛生システムの構築などに取り組んでいる．

Q26 経過観察が難しいです

第6章 経過観察・効果判定・治療終了まで

経験がないので，典型的な治療経過がわかりません．
代表的な感染症の，典型的な治療経過だけでも教えてください

　本項では，初期研修医の先生方も診療する機会が多いと思われる，尿路感染症（急性腎盂腎炎）と市中肺炎（肺炎球菌性肺炎）に関してとり上げてみたいと思います．

Case1：急性腎盂腎炎

特に既往のない40代の女性が，2日前からの39℃台の発熱，全身倦怠感，嘔気を主訴にERを受診した．肋骨脊椎角（CVA）叩打痛を認め，尿所見にて膿尿と細菌尿があり，急性腎盂腎炎の診断で入院となった．血圧は130/75 mmHgと保たれており，意識ははっきりしている．研修医のあなたは内科指導医と相談し，血液・尿培養を採取後，セフトリアキソン点滴にて加療を開始した．治療開始1日目となる翌朝回診にいくと，温度板では39℃の発熱が続いており，患者さんも「まだ食欲も出ないしだるいです」とのこと．

この時点であなたのとるべき対応は？
A）治療して丸1日も経つのに解熱していないのはおかしいので，直ちに泌尿器科にコンサルトする
B）直ちに腹部エコーもしくはCT検査を行う
C）様子をみる
D）耐性菌の関与を考え，抗菌薬をカルバペネム系に変更する

■1 Case1のとき，どう対応する？

　急性腎盂腎炎の場合，適切な治療がされていても治療開始から解熱まで48〜72時間はかかることが知られています[1)2)]．この患者さんの場合，治療1日目の時点ではA）のように大慌てする必要はなく，発熱以外に著変

がなければC）の対応をします．

> **上級医のコツ**
>
> 急性腎盂腎炎の場合，治療を開始しても翌日には解熱しないことが十分ありうることをあらかじめ患者さんに伝えておいた方がよいでしょう．

研修医の皆さんのなかには，D）の対応をするべきか迷ってしまう人もいるかもしれません．しかし，「急性腎盂腎炎の典型的な経過」として，有効な抗菌薬を使用していても解熱まで2〜3日かかるということを知っていれば，この時点で耐性菌のせいで解熱しないと考えるのは，無理があることに気づかれるのではないでしょうか．

2 治療開始後4日以上たっても改善しない場合

治療開始後4日以上たっても解熱や症状の改善が認められない場合，再度の血液・尿培養を施行し，以下のようなワークアップを行います．

1）尿路に解剖学的な問題はないか？

尿路の閉塞機転（尿管結石，尿路狭窄，水腎症の所見など），腎周囲膿瘍，腎実質膿瘍などの異常がないかを画像検査（腹部エコー，腹部CT）にて調べます．もしも認められた場合，外科的ドレナージの必要性や，閉塞解除について泌尿器科コンサルトを行って下さい．

2）起因菌は何か？それに対して適切な抗菌薬を使用しているか？

入院時の血液，尿培養の結果を確認します．現在使用している抗菌薬に対しての起因菌の感受性を確認し，万が一有効でないと考えられた場合は変更しなければなりません．抗菌薬が十分な量・適切な間隔で投与されているかについても確認します．

3）感染症以外の原因はないか？ 診断は本当に正しかったか？

尿路感染症以外の発熱の原因についても考えてみる必要があります．薬剤熱，腫瘍，肺塞栓などの血栓症や点滴刺入部の血栓性静脈炎，偽膜性腸炎などの可能性はないでしょうか？また，**尿路感染症の診断は簡単そうに見えて実はかなり難しい場合も多くあります**．PID（pelvic inflammatory disease：骨盤内炎症性疾患），憩室炎，虫垂炎，肺底部の肺炎，胆道系疾

患，腸腰筋膿瘍などの鑑別疾患についても症状や経過を照らし合わせながら考慮してみてください．こういった尿路の外の炎症性病変でも膿尿は出現しうることにも注意が必要です[1)3)]．

3 治療経過をみるのに大切なポイントは？

1) 参考になる身体所見・検査所見などについて

急性腎盂腎炎には発熱が認められることが非常に多いとされており[2)4)]，解熱までにかかる典型的な時間を知ったうえで，発熱の経過をみていくのは参考になります．しかし，糖尿病患者や腎移植患者，慢性アルコール中毒の症例ではほとんど症状を示さないのに重症なことがありうるので要注意です[1)2)]．背部の叩打痛や腰痛，嘔気などの消化器症状や全身状態もあわせて経過観察を行います．

また，上記の一般的な所見にもまして，**臓器（尿路）に特異的なパラメータ（尿中白血球・尿グラム染色所見や尿培養結果）を意識する**ようにしましょう．治療が有効であれば，解熱前でも尿グラム染色での菌量は治療前に比べ減少しているはずです．

妊婦・小児・再発例・腎障害のリスクの高い症例に関しては治療終了1～2週以内の尿培養のフォロー，陰性化の確認が必要ですが，それ以外の急性腎盂腎炎の症例で臨床的に改善していれば治療効果判定のための尿培養は必ずしも必要ありません[3)]．

2) どういう尿路感染症を治療しているのか？（患者背景や病歴）

尿路感染症にはいくつかの分類があります．患者さんの背景や病歴をしっかり確認し，「どの」尿路感染症をターゲットにしているのかはっきりさせるのが，治療経過を考えるうえでも大切です（**表1**）．今回のケースは頻度の多い女性の急性単純性腎盂腎炎です．間違えやすいポイントとして，症状を伴わない細菌尿だけを見つけても（＝「無症候性細菌尿」），**表1**に書いたような特別な患者さんでしか治療の対象にならないことに注意しましょう．なお，稀に糖尿病患者に起こる病態として，腹部X線やCTにて組織中ガスを認める気腫性腎盂腎炎の存在を知っておいて下さい．致死率が70％[3)]と非常に高く，通常外科的腎摘出が必要となります．

表1　尿路感染症の分類

尿路感染症の分類	一言ポイント
① 女性の急性単純性膀胱炎	発熱やCVA叩打痛なし
② 女性の急性単純性腎盂腎炎	起因菌の80％以上は *E. Coli*（大腸菌）
③ 女性の再発性尿路感染症	1年間に2回以上の尿路感染症
④ 妊婦の尿路感染症	キノロンの使用は禁忌
⑤ 男性の尿路感染症	前立腺炎や解剖学的異常の評価
⑥ 小児の尿路感染症	解剖学的・機能的異常を常に考慮
⑦ 複雑性尿路感染症 　⑦-1 解剖学的・機能的異常（前立腺肥大，結石，閉塞，カテーテル，ステント，神経因性膀胱など） 　⑦-2 代謝性，免疫異常（糖尿病，移植後，HIV，好中球減少時など）	・解剖学的・機能的異常がある場合は治療が難しく，再発も多い ・泌尿器科的処置を要する場合も多い ・必ず尿培養を行い起因菌・感受性を確認する
⑧ 無症候性細菌尿	妊婦・小児・泌尿器科術前のみ治療

文献1，5，6を参考に作成
（カテーテル挿入中の尿路感染症を1つの分類として扱っている文献[2][6]もある）
CVA：costovertebral angle（肋骨脊椎角）

4 再発・再感染について

くり返し尿路感染症で来院する症例を見かけたら，再発・再感染の可能性を考えます．1回ごとに完治はするものの，1年間の間に2回以上の尿路感染症をくり返している場合をいいます．

●再発

前回と同じ起因菌によるものです．解剖学的・機能的異常がないか，外科的修復が可能かについて確認します．男性なら慢性前立腺炎の除外も必要です．

●再感染

前回と異なる起因菌によるものです．性行為と関連して再感染をよく起こす成人女性では，性交後の排尿や抗菌薬内服の方法があります（再発・再感染の治療の詳細は他書参照[1][3]）．

Case2：肺炎球菌性肺炎

初期研修医のあなたは，70歳男性の肺炎患者の担当になった．特に病気をしたことがないという患者さんは昨日咳，痰，右胸あたりの痛みを訴えERを受診．胸部X線写真にて右下肺に陰影があり，体温38.5℃，SpO_2 89％（room air），肺炎球菌尿中抗原が陽性，グラム染色でも肺炎球菌を疑う菌が多数であったため，「肺炎球菌性肺炎」として，喀痰・血液の培養が出された後に，ペニシリンGの点滴もはじまっている．「もう診断もついているし，様子みるだけか…」と思い，とりあえず胸部X線写真のオーダーをした．しかしX線の結果をみると，明らかに昨日より影の範囲が広がっている．患者さんは「咳は相変わらず出るけど昨日より息は少し楽みたい…」とのこと．SpO_2は入院時より若干改善しているが，まだ38℃台の発熱は続いている．

この時点であなたのとるべき対応は？
A）至急採血をし，白血球数・CRPを調べる
B）様子をみる
C）胸部CTをオーダーする
D）耐性菌の関与を考え，抗菌薬をカルバペネム系に変更する

5 Case2のとき，どう対応する？

　とりあえずA）の対応をしようという人も少なくないかもしれません．間違いではありませんが，仮にその結果，白血球数もCRPも上がっていたら，また次の手に悩んでしまうのではないでしょうか？
　Case1同様，**感染臓器（肺）に特異的なパラメータで適切な効果判定をする**ことが，ポイントです．発熱，白血球数やCRPよりも，**喀痰の量・呼吸数・喀痰グラム染色所見・ガス分析（酸素化能）・呼吸苦の自覚症状**の方がより肺炎に特異的で，治療への反応も早く改善します[1]．胸部X線の陰影の改善はこれらのパラメータよりも遅く，完全に消えるのに1カ月以上かかることもあり，高齢者やCOPD（chronic obstructive pulmonary disease：慢性閉塞性肺疾患）患者などではさらに長く数カ月かかることもあります[2,7]．**Case2**では，SpO_2や呼吸苦の自覚症状に加え，喀痰の量・呼吸数・喀痰グラム染色所見に改善が認められていれば，B）の対応で経過をみていきます．

6 肺炎球菌性肺炎の典型的な治療経過について

　市中肺炎の原因で最多の「肺炎球菌による肺炎」の特徴として，強い炎症反応を引き起こし，肺炎球菌は死滅しても体内の炎症が長く続くことがあげられます．このため，適切な治療を行っていても，発熱，白血球数やCRPはなかなか改善しないことも多く，むしろこれらだけを見ていると増悪しているような印象を受けることがあります．しかし，このような状況下でも，治療が効いていればグラム染色での菌や白血球数は減少しています[1)7)]．

つまずきポイント

グラム染色を含む，適切なパラメータでの改善が認められているのに，何となくくり返し培養を提出しないようにしましょう．定着しているだけの「非起因菌」が，現在使用中の抗菌薬に耐性という培養結果が出てしまい，非起因菌に対しての不必要な治療が行われてしまうことになりうるからです．

7 適切なパラメータで判断しても市中肺炎が改善しない場合

　表2にあげた項目について検討してみましょう．選択肢C）の胸部CTを積極的に考慮する場合についても**表2**を参考にして下さい．

　臨床的に大切なポイントなので，**表2**の⑤について補足します．肺炎球菌性肺炎に意識障害を認めたら，髄膜炎の合併を疑い髄液検査を考慮します．ややこしいのですが，同じ肺炎球菌の感染症でも，肺炎と髄膜炎の場合では組織への抗菌薬の移行性が違うので，肺炎球菌のペニシリン感受性の定義が異なります．適切な抗菌薬の選択や使用量も異なってくるため，髄膜炎をターゲットにした治療に切り替える必要があることに気をつけましょう．なお，選択肢D）にもかかわる点ですが，肺炎に関しては，十分量のペニシリンで治療できないほどのペニシリン耐性肺炎球菌〔MIC（最小発育阻止濃度）＞$4\mu g/mL$〕に日常的に出会う頻度は少ないとされています（詳細は参考文献1，10〜12を参照）．

表2 市中肺炎が改善しない場合に考慮すべき可能性

考慮すべき可能性	具体例
① 診断の再検討	一見肺炎に見える別の疾患の可能性：無気肺，肺癌，結核，肺水腫，胸水，ARDS，薬剤性肺炎，COP，慢性好酸球性肺炎，肺胞出血，肺を侵す膠原病など → 胸部CT，場合によっては気管支鏡を考慮
	肺以外の原因：薬剤熱，腫瘍，肺塞栓などの血栓症や，偽膜性腸炎，尿路感染症など
② 器質的な原因はないか？	癌や肺分画症，気道内異物による気管支の閉塞（市中肺炎入院患者の2％以内に肺癌が見つかる）
③ 微生物学的診断は正しいか？	結核やレジオネラ，ニューモシスチス肺炎や真菌，ウイルスの可能性は？
④ 起因菌に対して適切な治療がされているか？	菌の培養結果・感受性の確認．十分な量・適切な投与間隔で抗菌薬が投与されているか？
⑤ ドレーンの必要性や血行性に他臓器に起こった化膿巣はないか？	ただの反応性の胸水ではなく，膿胸や複雑性肺炎随伴胸水の可能性は？ → 胸水穿刺での検討* 肺化膿症の可能性は？ → 胸部CTを考慮 その他，脳膿瘍，髄膜炎，心内膜炎，脾膿瘍，骨髄炎など

文献1, 7, 8を参考に作成
*胸水の性状によるドレナージの適応については，文献8や文献9などがわかりやすい
ARDS：acute respiratory distress syndrome（急性呼吸促迫症候群）
COP：cryptogenic organizing pneumonia（特発性器質化肺炎）

まとめ

① 急性単純性腎盂腎炎は，有効な治療を行っていても解熱まで48〜72時間かかる．治療開始後4日以上たっても改善が認められない場合は，尿路の解剖学的な問題など，ポイントを押さえた評価を行う

② 肺炎球菌性肺炎は，治療効果が認められていても全身の炎症反応が長く続きうる．治療効果判定のために適切なパラメータを参考に評価する．それでも改善が認められない場合はポイントを押さえた評価を行う（表2参照）

③ それぞれの感染症について，❶ 典型的な治療経過，❷ 評価に適切

なパラメータとそれぞれの改善のスピード，❸ 治療がうまくいかないときに考えるべきポイントを意識する．むやみに抗菌薬を変更することで対応しないようにする

参考文献・Web サイト
1) 青木　眞：「レジデントのための感染症診療マニュアル 第2版」，医学書院，2008
2) Practical Approach to Infectious Diseases, 5th ed.（Betts, R. F. et al. eds.），Lippincott Williams and Wilkins, 2002
3) Principles and Practice of Infectious Diseases, 6th ed.（Mandell, G. L. et al. eds.），Churchill Livingstone, 2004
4) Pinson, A. G. et al. : Fever in the clinical diagnosis of acute pyelonephritis. Am. J. Emerg. Med., 15 : 148-151, 1997
5) Johns Hopkins ABX guide : http://www.hopkins-abxguide.org/
6) Stamm, W. E. & Hooton, T. M. : Management of urinary tract infections in adults. N. Engl. J. Med., 329 : 1328-1334, 1993
7) 福井次矢，黒川　清 監：「ハリソン内科学 第2版（原著第16版）」，メディカル・サイエンス・インターナショナル，2006
8) 樫山鉄矢 編：「呼吸器内科必修マニュアル」，羊土社，2005
9) 高久史磨，和田　攻 監訳：「ワシントンマニュアル第11版」，メディカル・サイエンス・インターナショナル，2008
10) Marrie, T. J. & Tuomanen, E. I. : Pneumococcal pneumonia in adults. Up to Date 16.2, 2008
11) Musher, D, M. et al. : A fresh look at the definition of susceptibility of Streptococcus pneumoniae to beta-lactam antibiotics. Arch. Intern. Med., 161 : 2538-2544, 2001
12) 藤本卓司：「感染症レジデントマニュアル」，医学書院，2004

Profile

早川佳代子（Kayoko Hayakawa）
Fellow, Division of Infectious Diseases, Wayne State University / Detroit Medical Center.
専門：内科，感染症内科．
2001年東北大学卒．仙台市立病院，都立病院，東海大学病院などを経て2009年7月より現職．

Q27 第6章 経過観察・効果判定・治療終了まで
抗菌薬開始後，下痢になってしまいました．どうすればいいのでしょう？

抗菌薬が起こしうる，軽い下痢から重篤な腸炎などの副作用について教えてください

Case
あなたの患者は，蜂窩織炎の治療にセファゾリンを投与されている．10日間経過した時点で発熱とともに，水溶性下痢が1日5〜6回みられるようになった．この時点で何を行うことが望ましいか．

1 はじめに

　さまざまな薬剤が急性下痢症の原因となり，そのなかでも抗菌薬は約20％を占めます．この抗生物質関連下痢症の10〜15％で*Clostridium difficile*が原因となっています．*Clostridium difficile*に起因しない抗生物質関連下痢症もあります．これは大腸細菌叢の抑制によってもたらされる短鎖脂肪酸産生の抑制が原因と考えられています．この院内発症の下痢，特に*Clostridium difficile*–associated diarrhea（以下CDAD）について考えてみたいと思います．

　冒頭のCaseは順調な治療経過中に発症した下痢です．入院後の下痢ではキャンピロバクターやサルモネラなどの細菌性下痢症ではなく，まずCDADを疑います．なぜなら，成熟した大腸細菌叢は*C. difficile*のコロナイゼーション（定着）は起こりにくいのですが，いくつかの条件下で，*C. difficile*がコロナイゼーションを起こしやすくなるからです．その条件とは，腸内の細菌叢が変化をきたすもので，抗菌薬（特に広域抗菌薬）の使用，高齢，重症な基礎疾患，外科手術の既往，制酸剤などで，これらはCDADのリスクとなります．*C. difficile*が定着しているだけで症状がないこともあります

表1　CDADの診断のための検査

検査	利点	欠点
細胞培養による細胞毒性試験	特異度99〜100%	感度が80〜90%と低下，トキシンBのみ検出，培養に48時間かかる
酵素免疫法による便中トキシンAまたはBの検出	特異度95〜100%，4時間以内で結果が得られる	感度65〜85%と低い
便培養による分離と細胞毒性試験	感度＞90%，特異度＞98%	少なくとも72〜96時間は必要．なお，便培養のみ調べることは薦められない．菌がそこにいても，トキシンをつくっていなければ「偽膜性腸炎」と診断できないからだ

が，問題は，重要な病原性である外毒素AとBを産生するトキシン産生株かどうかです．健康成人における毒素産生 C. difficile は数％ですが，抗菌薬使用により20％まで上昇することがわかっています．リスクとなる抗菌薬で，特に頻度が高いものは，フルオロキノロン，クリンダマイシン，広域ペニシリン，広域セファロスポリンです．これらの抗菌薬を使用開始後，数日から10週間まで発症しますが，症状は下痢以外に，腹痛，発熱，悪心，倦怠感などもあります．下痢の程度も一過性から1日20回程度までさまざまですが，下痢を伴わない急性腹症であることもあります．ときにイレウス，中毒性巨大結腸症，大腸穿孔などといった劇症型の腸炎になることもありますので，注意が必要です．

2 CDADの診断

　診断基準としては，①ほかに原因が明らかでない下痢（24時間のうち3回以上の非固形便が2日以上続く），②トキシンAまたはBが便中に検出，トキシン産生性の C. difficile が便から検出される，または結腸に偽膜の形成がみられる，以上の2つの基準を満たすことです．内視鏡で確認できるのは約50％なので，所見がないからといってCDADを除外できるものではありません．表1で示したように，診断のための検査はいずれも感度，特異度，および迅速性が十分ではありません．トキシンを測定する酵素免疫法は，トキシンAとAB両方を検出する方法がありますが，感度は60〜80％

程度と決して高いとはいえません．したがって，検査が陰性であったとしても下痢が続くようであれば，臨床判断で治療を開始することもあるでしょう．治療終了後の治療効果の判定にトキシン検査をくり返されることがありますが，菌は死んでも芽胞は残存し，検査は陽性となるため，治療失敗を意味しないのです．あくまで，臨床症状の改善をもって治療効果の判定とするべきでしょう．

3 CDADの治療

　10〜20％は抗菌薬の中止のみで改善します．まずは必要ない抗菌薬投与をしていないか検討しましょう．蠕動抑制薬を使用している場合も中止しましょう．

　抗菌薬を続けなければならない場合は，経口のバンコマイシンとメトロニダゾールがあります．この2つの抗菌薬は，軽症，中等症では治療効果は同等ですが，メトロニダゾール不応例，重症例や再発時の重症例にはバンコマイシンの方が効果があることがわかっています．ただし，バンコマイシン耐性腸球菌（Vancomycin resistant Enterococci：VRE）を選択する原因にもなるため，初回治療や軽〜中等症の再発時の治療にはメトロニダゾールを使用します．実際，15〜25％の患者は再発し，再発をくり返すたびに再発率も高くなります．2回目再発時の治療には，バンコマイシンの漸減法や間欠的投与法があります．さらに，3回目の再発時には，バンコマイシンとリファキシミン（本邦では発売されていない）を投与する方法などがあります．

4 CDADの予防

　*C. difficile*は，芽胞を形成する偏性嫌気性グラム陰性桿菌で，その芽胞は特に病院や長期療養施設といった環境中にみられます．芽胞をつくると，細菌はそう簡単には死なず，数カ月以上生きることも可能で，環境表面や清潔保持が疎かな病院職員の手指にそっと生息します．

　予防のために重要なのは，感染患者から他人への伝播を防ぐことと，伝播した場合には*C. difficile*の伝播防止のための対策を講じることです．すなわち，手袋・エプロンの着用による接触感染予防，石けんと流水による手

指衛生（芽胞はアルコールでは死滅しない）の徹底，次亜塩素酸ナトリウムを用いた環境清掃を行います．

まとめ

① 入院歴や抗生物質使用歴が10週間以内にある場合であれば，"下痢"は偽膜性腸炎を念頭におく
② アルコールでは死なない．疑い患者，確定患者を一人みるたびに流水による手洗いを行うことが大切である
③ 医原性の疾患です．担当医，主治医が運んでいるのでは，という意識を忘れないようにしよう

参考文献
1) 岡田正人：「レジデントのためのアレルギー疾患マニュアル」，医学書院，2006
2) Poutanen, S. M. et al. : Clostridium-difficile-associated diarrhea in adults. CMAJ, 171 : 51-58, 2004
3) Aslam, S. et al. : Treatment of Clostrisium-difficile associated disease: old therapies and new strategies. Lancet Infectious Disease, 5 : 549-557, 2005
4) Bartlett, J. G. : Antibiotic-Associated Diarrhea. NEJM, 436 : 334-339, 2002

Profile

土井朝子（Asako Doi）
亀田総合病院総合診療・感染症科フェローを経て，現在洛和音羽病院感染症科に在籍しています．

岩田健太郎（Kentaro Iwata）
神戸大学大学院医学系研究科微生物感染症学講座感染症治療学分野教授．
神戸大学都市安全研究センター医療リスクマネジメント分野．Q13参照．

Q28 抗菌薬でアレルギーが出てしまいました．どのようにすればいいのでしょう？

第6章　経過観察・効果判定・治療終了まで

抗菌薬アレルギーに適切に対応できるようになるために知っておくべきことは何でしょうか？

> **Case**
> あなたは内科の研修医で，患者は尿路感染による敗血症で入院した60代の女性である．アレルギー歴の聴取では，昔風邪薬で蕁麻疹が出たとのこと．セフォタキシムで治療を開始し，感受性のよい大腸菌が検出された．全身状態はいったん良くなったかにみえたが発熱が続いており，5日目，胸部と上肢に皮疹がみられるようになった．

1 はじめに

入院患者の2.2％が薬疹を起こすと言われています．なかでも多いのがβラクタム系抗菌薬であり，次にマクロライド，ST合剤が続きます．

まず大事なのは，アレルギー反応とは何か，という問いに立ち返らないといけません．目の前にみられている反応が何を原因として，どのような機序で起こっているのかおおまかなあたりをつけることは，時間経過や臨床像を理解するうえで大切です．薬物アレルギーは**表1**のように4つに分類されます．

ただし，実際にはβラクタム系抗菌薬投与の直後に発症したアナフィラキシーを除いた多くの抗菌薬によるアレルギーは，数日から数週間で発症し，また同時に数種類の薬剤を内服していることもあり，原因薬物を特定することは困難であることが多いです（**表2**参照）．

決め手になるような検査を欠くため，病歴は重要です．薬疹である場合，**症状に関する時間的前後関係**，つまり最初に皮疹に気づいてから増悪あるいは軽快したのはいつからか，どのような形態的特徴をもつ皮疹であったのか，を詳細に聴取します．また過去数週間に服用した薬物の服用開始，中

表1　薬物アレルギーの分類

GellとCoombsのメカニズムに適合する反応	I型：IgEを介した即時型	βラクタムによる蕁麻疹，アナフィラキシー
	II型：細胞障害性抗体	ペニシリンによる溶血性貧血，顆粒球減少症，血小板減少症
	III型：免疫複合体性	高用量βラクタム，異種血清による血清病，薬剤熱，過敏性血管炎
	IV型：遅延型細胞性	ネオマイシン外用薬，抗ヒスタミン外用薬，播種状紅斑丘疹様発疹
その他の免疫学的反応によるもの	Stevens-Johnson症候群，TEN（Lyell症候群），好酸球性肺浸潤，好酸球性心筋炎，間質性腎炎，肝細胞性・胆汁うっ滞性または肉芽腫性肝反応，全身性リンパ節腫脹，無菌性髄膜炎	

文献1より引用

表2　時間経過による分類

	発症	免疫学的分類	症状	アレルギーの可能性の高い患者における皮膚検査の有用性
即時型	<1時間	I型（IgE）	アナフィラキシー，蕁麻疹，喘息など	(+)
加速型	1〜72時間	I〜IV型		(+〜−)
遅延型	72時間>	II型	溶血性貧血，血小板減少	(−)
		III型	血清病様反応，腎炎，薬剤熱	(−)
		IV型	接触性皮膚炎	(+)（パッチテスト）

文献1より引用

止時期や投与量の変化といった**薬物摂取歴**を調べ，表にするとわかりやすいでしょう．市販の感冒薬や健康食品の摂取歴を聴取することも忘れてはなりません．

　冒頭の**Case**のような，治療は効いていそうだが発熱がみられ，患者はわりに元気だが熱が出ている，という状況はすでにご経験されているのでは

ないでしょうか．遷延する発熱の原因として，薬剤アレルギーのほかに考えるべき鑑別として，非感染性の偽痛風や深部静脈血栓症がないか，感染症であれば，ライン感染，偽膜性腸炎，肺炎や尿路感染がないか，抗菌薬が届いていない（膿瘍，人工物など），投与量が足りていないということはないか，あるいは培養結果で，抗菌薬が効かない微生物が原因菌であったり，感受性が耐性ではないか，といった内容をざっとチェックしましょう．しかし，薬剤アレルギーの場合は，全例ではないですが，比較的徐脈がみられたり，熱のわりに元気という，見た目に重症感がないことも特徴的です．

2 診断

　対処法としては，まず重症か，重症でないか，といった判断をまず行います．重症では，アナフィラキシーショックやStevens–Johnson症候群などがありますが，この場合は，皮膚検査も含め再投与は危険であるため，避けるべきです．重症でない場合，原因薬物と思われるもののみ中止することで，皮疹の改善が認められ診断にいたることがあります．

　薬剤を特定するための検査にはどのような方法があるのでしょうか．IgEを介するⅠ型アレルギーに対しては皮膚検査（プリックテスト，皮内検査など）があります．ただし，ペニシリンにおけるmajor determinant, minor determinantを用いた皮膚検査以外は感度が低いため，アレルギー反応を完全には除外することはできません．残念ながらどちらの試薬も日本には存在せず，また薬剤熱やその他の機序によるアレルギー反応を判断する際には役に立たないことも認識しておく必要があります．リンパ球幼弱化試験（lymphocyte transforming test）が行われるのをしばしば目にすることがありますが，感度が高くないため陰性でも薬物アレルギーを否定できないことに注意しましょう．

3 再投与と治療について

　再投与の方法は大きく2つあり，減感作療法と，少量漸増投与法があります．前者は，Ⅰ型アレルギーの場合のみ可能です．皮膚検査陽性となった濃度の1/100から開始し，15〜30分ごとに倍量ずつ投与していきます．例えば，腸球菌による感染性心内膜炎のときなどに必要となります．後者は，Ⅰ型以外で用いられ，特にHIV患者のST合剤に対するアレルギーなど

で行われます．通常治療量の1/100で開始し，投与間隔は，時間単位から日単位までプロトコールによりさまざまです．

次に，薬剤アレルギーのなかで圧倒的に頻度が高いとされているβラクタム系抗菌薬について述べます．

4 βラクタム系抗菌薬のアレルギー反応

βラクタム系抗菌薬の投与でアレルギー反応が起こるのは約2％であり，そのなかで多いのは播種状紅斑丘疹様発疹と蕁麻疹と言われています．アナフィラキシーが起こる頻度は5千～1万回に1度と報告されています．では，ペニシリン系とセファロスポリン系の交叉反応はどの程度でみられるのでしょうか．実際にはペニシリンアレルギーが皮膚検査で確認されている患者でセファロスポリンアレルギーは4.4％，皮膚検査陰性の場合のセファロスポリンアレルギーは0.6％と言われています．ペニシリンアレルギーがあると申告する患者は多いですが，このなかで大半は実際にはアレルギーではなく，問題なく使用できることが知られています．したがって，ペニシリンアレルギーが疑われる場合でも問題なく投与できる可能性が高いのですが，賭けをするべきではありませんので，病原を確認し，慎重に対応すべきです．もちろん，アナフィラキシーを起こした場合は，再投与は禁忌，です．ちなみに，βラクタム系抗菌薬のなかでも，ペニシリンよりもセファロスポリンの方がアレルギーを起こす率が低く，さらにセファロスポリンのなかでも第1世代よりも第2世代，第2世代よりも第3世代の方がアレルギーは少ないと言われています．これはセフェムの側鎖とも関係があると言われています．

5 アレルギー反応が出た後，抗菌薬を変更する場合

では，βラクタム系抗菌薬にアレルギー反応が出た場合に，異なったクラスの抗菌薬に変更する場合，何にするべきでしょうか？特にペニシリンアレルギーがある場合は，一般にペニシリン系と交叉反応をもたないモノバクタム系抗菌薬（アザクタム），キノロン，アミノグリコシドに変更するのがよいでしょう．ちなみに，アザクタムはセフタジジムと同一の側鎖をもつために，交叉反応が報告されており，セフタジジムアレルギーのある患者にアザクタムは使用できません．また，カルバペネムもペニシリンと

の交叉反応が強いと考えられているため，ペニシリン系抗菌薬にアレルギーのある患者には使用できません．一方，グリコペプチド系抗菌薬（バンコマイシン，テイコプラニン）の副作用として有名なものに，red man 症候群があります．これらの抗菌薬が直接肥満細胞に作用し，ヒスタミンなどの遊離を促すことによって生じる，掻痒感や上半身の紅斑，血圧低下などを指します．これは1～2時間以上かけて点滴静注することで予防できます．しかし，ときに真のⅠ型アレルギーが存在するため，注意が必要です．

まとめ

① 患者からの情報が真の薬剤アレルギーか否かは，使用できる武器が失われるか否かの重要な情報であり，病歴をしっかりと聴取する必要がある
② 抗菌薬アレルギーが出現した場合には，速やかに原因薬を中止し，交叉反応がないと考えられる他の薬剤に変更する

文献・参考図書
1) 岡田正人：「レジデントのためのアレルギー疾患診療マニュアル」，pp.189-272，医学書院，2006
2) Gruchalla, R. S. et al. : Antibiotic Allergy. NEJM, 354 : 601-609, 2006
3) Kelkar, P. S. et al. : Cephalosporin Allergy. NEJM, 345 : 804-809, 2001
4) Solensky, R. et al. : Drug Hypersensitivity. Med. Clin. N. Am., 90 : 233-260, 2006
5) Park, M. A. et al. : Diagnosis and Management of Penicillin Allergy. Mayo Clin. Proc., 80 : 405-410, 2005
6) Pichichero, M. E. et al. : A Review of Evidence Supporting the American Academy of Pediatrics, Recommendation for Prescribing Cephalosporin Antibiotics for Penicillin-Allergic Patients. Pediatrics, 115 : 1048-1057, 2005

Profile

土井朝子（Asako Doi）
洛和音羽病院感染症科.
Q27参照.

岩田健太郎（Kentaro Iwata）
神戸大学大学院医学系研究科微生物感染症学講座感染症治療学分野教授.
神戸大学都市安全研究センター医療リスクマネジメント分野.
Q13参照.

Q29 第6章 経過観察・効果判定・治療終了まで
抗菌薬治療中，その抗菌薬を無効と判断した場合，どうしたらよいですか？

良くならないのには，ワケがある

Case

35歳の女性が腎盂腎炎で入院し，あなたはその担当医になりました．起因菌は薬剤感受性が良好な大腸菌と判明し，セファゾリンで治療を行っています．入院時にあった背部痛や頻尿が改善し，尿のグラム染色でも菌体の消失を認めています．しかし，治療3日経っても発熱が改善しません．指導医は，抗菌薬をカルバペネムへ変更するように言っています．なぜ発熱は改善しないのでしょうか？本当に抗菌薬のスペクトラムを拡大する必要があるのでしょうか？

1 思うように良くならないと感じたら「なぜか？」を考えよう！

「どうも今の治療がうまくいっていないな」と判断した場合，どうすればよいでしょうか．抗菌薬を変更しますか？いきなりバイタルサインが不良になって敗血症性ショックの状態になったなら，「何も考えずにフルカバー，バンコマイシン＋カルバペネム」でもよいでしょう．しかし，ほとんどのケースでは，「熱が何だか下がらない」とか「よくなっていたのに，また発熱した」とか「CRPが上がりだした」など，時間的な余裕がある状況ではないですか？感染症治療はいわば「病原体」という「犯人」を追跡して捕らえる，「捜査」にあたります．さながらシャーロック・ホームズのように，どんな小さな情報も見逃さない冷静さと観察力をもって，患者さんに起きている問題の原因へと迫ります．

2 うまくいかない原因の代表的なものを知ろう！

「うまくいかない」場合を，2つのカテゴリーに分けてみましょう．

第1のカテゴリーは「初期治療に対する反応が思わしくないケース」です．初期治療を開始した数日後に，予想に反してパラメータの異常が遷延したり，悪化したりする場合です．①最初に**初期治療の抗菌薬レジメを見直しましょう**．抗菌スペクトラムは適切ですか？1回投与量・投与方法は適切ですか？移行性は適切ですか？②抗菌薬のレジメに問題がなかったら，次に「抗菌薬が到達できない状況」がないか，検討しましょう．具体的には「ドレナージまたは切除できる場所はないか」です．髄膜炎なら硬膜周囲膿瘍，肺炎なら胸水・膿胸の存在，腹腔内感染なら膿瘍，糖尿病性足感染症なら骨髄炎の合併に注意しましょう．また，どのような感染症においても2次的な遠隔病変（感染性心内膜炎や多発膿瘍，septic emboli）などがないか考えてみましょう．③**使用している抗菌薬のスペクトラムから外れる病原体が原因となっていませんか？**（**表1**参照）④実は感染症ではなかった，ということも少なくありません．特に，**深部静脈血栓症と薬剤熱は感染症と間違われる原因の代表です**．

第2のカテゴリーは「治療がうまくいっていたのに，急に悪化するケース」です．初期治療に良好に反応し，培養結果をもとにさらに適切な抗菌薬へ変更して回復しつつある患者が，再び発熱や臓器パラメータ異常を示す場合です．着目するポイントは第1のカテゴリーと同様です．抗菌薬をすでに使用している場合の新たな感染は「ブレイクスルー（break-through）」と呼ばれ，**fever work-up**（**表2**参照）の実施が必要となります．使用中の抗菌薬スペクトラムの外にいる病原体が原因である可能性が高いので，抗菌薬のスペクトラムを変更しなければいけません．誌面の関係上，簡単になりますが，スペクトラムの変更方法として，「スペクトラムの範囲を全く変える」（例：第3世代セファロスポリンで治療していたが，それを中止してバンコマイシンに変更する）ことは誤りで，「スペクトラムを拡げる，もしくは強化する」（例：グラム陽性球菌を狙う場合，使用中の第3世代セファロスポリンをそのまま継続し，グラム陽性球菌のスペクトラムを強化するためバンコマイシンを併用する）ことが必要です．グラム陰性桿菌に対するスペクトラムを強化するなら，院内のグラム陰性桿菌（特に緑膿菌）

表1　一般的な治療における抗菌スペクトラムから外れる可能性のある代表的な微生物

菌　名	注意すべきポイント
MRSA	当然，カルバペネムにも耐性．中心静脈・人工物が入っていたら要注意．バンコマイシン・テイコプラニンなどによる治療が必要である
腸球菌（Enterococcus）	セファロスポリンは無効であることに注意すること．治療はアンピシリンがベストだが，アンピシリン耐性の場合はバンコマイシンが必要である．感受性判明まではバンコマイシンを使用すること
緑膿菌（Pseudomonas aeruginosa）	医療関連感染の原因病原体の代表格．治療には緑膿菌をカバーする抗菌薬が必要．病院内発症の感染症ではこのカバーは必須でSPACE（Serratia・Pseudomonas・Acinetobacter・Citrobacter・Enterobacter）としてまとめてカバーする
嫌気性菌	誤嚥性肺炎，腹腔内感染症，膿瘍などでは，培養で検出されていなくても嫌気性菌に対する抗菌スペクトラムが追加されていることが望ましい．クリンダマイシン耐性のBacteroides fragilisが多いことに注意する
Stenotrophomonas maltophilia・Burkholderia cepacia	カルバペネムなどの広域抗菌薬の使用時に出現することが多い（カルバペネムへ自然耐性あり）．定着のケースも少なくないが，カテーテル関連感染や人工呼吸器関連肺炎などを起こす．治療にST合剤（第2選択はキノロン）が必要である
Candida属	広域抗菌薬使用時，中心静脈栄養実施時，好中球減少時などで特に注意すること
LegionellaなどAtypical pneumonia（非定型肺炎）の原因菌	重症肺炎で意外とカバーされていないことが多い．治療にはキノロン・マクロライド（ケトライド）・テトラサイクリン系抗菌薬が必要である
ウイルス	EBウイルス，不明熱の原因として，HIVを見逃さないこと

に有効な抗菌薬へ変更します．すでに緑膿菌をカバーしている場合は，別系統（例：セフェム系抗菌薬から以下のいずれかへ変更．キノロン，カルバペネム，アミノグリコシド）へ変更または併用となります．グラム陰性桿菌に有効な抗菌薬のうち，どれを選択するかについては，病院ごとの微生物の薬剤感受性パターンによって方法が異なります．（例：キノロン系抗

表2　fever work-up として行うべき検査

必須項目	血液培養2セット 胸部単純X線写真 尿一般検査，尿グラム染色・培養
下痢，または便秘，消化器症状があるとき	便中の *Clostoridium difficile* toxin 検査
呼吸器症状があるとき	喀痰のグラム染色・培養

菌薬に対する耐性菌が多く分離される施設では，キノロン系抗菌薬を単剤で使用するのは危険).

その後，fever work-up の結果や，他の原因検索結果にもとづいて，抗菌薬レジメの再整理，という流れになります．

＜治療がうまくいかないときのチェックポイント＞

□ 抗菌薬レジメは適切か？（スペクトラム，投与量・投与方法，移行性）
□ 除去できる人工物はないか？（血管カテーテル，膀胱カテーテルなど）
□ ドレナージまたは切除できる場所はないか？
□ 2次的な遠隔部位の感染を合併していないか？
□ 使用している抗菌薬のスペクトラムから外れる病原体が原因となっていないか？
□ 深部静脈血栓はないか？
□ 薬剤熱ではないか？
□ fever work-up を実施したか？
□ 抗菌薬の変更，または追加が必要か？

つまずきポイント

研修医の皆さんがよく見落とす，発熱の原因に，血管カテーテル挿入部の末梢静脈炎が挙げられます．「見て，触る」ことで診断がつきますので，必ずチェックしてください．

まとめ

① 初期治療の効果があがらない場合，とにかくその原因を追究する
② 治療経過中に病状が悪化した場合，fever work-upを実施して抗菌薬を変更する

参考文献
1) Simon, L. et al. : Serum Procalcitonin and C-Reactive Protein Levels as Markers of Bacterial Infection: A systematic Review and Meta-analysis. CID, 39 : 206-217, 2004
2) van der Meer, V. et al. : Diagnostic value of C reactive protein in infections of the lower respiratory tract: systematic review. BMJ, 331 : 26, 2005
3) 青木 眞：「レジデントのための感染症診療マニュアル 第2版」，医学書院，2008

Profile
笹原鉄平（Teppei Sasahara）
自治医科大学附属病院臨床感染症センター 感染制御部・感染症科．
Q25参照．

Q30 静注薬から内服薬への切り替えのタイミングと内服期間がよくわかりません

第6章 経過観察・効果判定・治療終了まで

抗菌薬をいつ内服薬に変更すればいいのでしょうか？
それともしない方がよいのでしょうか？

Case
ある研修医の疑問
4日前に入院した，40歳男性の肺炎球菌による肺炎ですが，いつまで入院で治療するのでしょうか？呼吸状態も，全身状態もよいのですが，点滴で抗菌薬を継続したほうがよいのでしょうか？

1 はじめに

　抗菌薬の経静脈投与から内服薬への変更は，特に入院中の患者では退院を決めることにも影響するため，指導医と相談することが多いと思います．しかし，抗菌薬を投与しているすべての症例で，内服薬に切り替えることができるかというと，そうではありません．例えば，特に既往もなく，合併症も伴っていない感染性心内膜炎では，治療経過が順調であっても，すべての治療期間を経静脈投与で行います．**Case** のような症例は，条件次第で，内服薬に変更することができます．以下に，内服薬への変更を考えるうえで，感染症の原則に従って，"疾患（病原体）"，"患者さんの状態"，"抗菌薬"に分けて説明します．

2 内服薬に変更していい疾患と，よくない疾患

1) 内服薬への変更が望ましくない疾患

　まず，内服薬への変更が望ましくない，または，慎重に考慮しなければならない疾患として，血中の薬物濃度を高い状態で保つ必要がある感染性

表 1　静脈投与での抗菌薬投与をした方がよい疾患

抗菌薬投与開始から 2 週間は静脈投与が必要な疾患	静脈投与による抗菌薬投与が必要な疾患
・肝膿瘍 ・骨髄炎，敗血症を伴う関節炎 ・膿胸 ・肺化膿症	・黄色ブドウ球菌による菌血症 ・壊死性筋膜炎 ・化学療法に伴う好中球減少時の重症感染症 ・人工物の感染（人工関節など） ・髄膜炎／脳炎 ・頭蓋内膿瘍 ・縦隔炎 ・心内膜炎 ・囊胞性線維症／気管支拡張症の増悪 ・膿瘍，膿胸で適切にドレナージができないとき

文献 1 より引用

　心内膜炎やカテーテル感染などの血流感染，臓器移行性を考えたうえで髄膜炎，脳膿瘍などの中枢神経感染に加えて，効果的にドレナージできない膿瘍，人工物の感染などがあげられます．いずれも治療期間が比較的長期間であることや，通常と比較して多い量の抗菌薬が必要な疾患です．ただし，効果的にドレナージができている膿瘍や骨髄炎などでは，2週間以上静脈投与で行った後に，内服に変更して継続する場合もあります．表1に記載した疾患はいずれも，患者さんの全身状態や疾患程度，基礎疾患，起炎菌を含めて検討しなければならないことが多く，個々の症例で対応が異なります．

2）内服薬への変更が可能な疾患

　一方，内服薬への変更が可能である疾患は，軽症であれば，外来でも治療できる感染症です．例えば，蜂窩織炎，肺炎，膀胱炎などは治療開始時から内服で治療を行うことがある疾患です．いずれも，組織移行性が良い抗菌薬があり，想定される起炎菌に対して十分に治療効果が期待できる疾患です．このような疾患でも，呼吸状態が悪い場合の肺炎，糖尿病などの基礎疾患がある場合の蜂窩織炎，菌血症が想定される腎盂腎炎などの場合は，経口薬ではなく，経静脈投与で治療を開始します．経静脈投与で治療

を開始し，治療経過が順調な場合でも，いつ内服薬に変更できるかという，明確な基準はありません．

そのなかでも，疾患ごとに考えるといくつかの基準があげられています．肺炎に関しては，内服薬への変更に関して，いくつかの研究が行われており，肺炎球菌による市中肺炎で血液培養陽性を確認した36例に対して，抗菌薬の経静脈投与から内服投与への変更に関する検討では，内服に変更するにあたり，

① 咳・息切れの改善
② 37.8℃以下に解熱し，少なくとも8時間は発熱を認めない
③ 白血球数が正常化
④ 内服可能であり，消化管の吸収に問題がない場合

を満たすことを条件としています．この条件では，25例が上記条件に当てはまり，18例でセフェム系抗菌薬の内服薬への変更，7例でセフェム系抗菌薬の経静脈投与を継続していますが，いずれも改善を認めたと報告されています．一方，治療開始から7日間で条件に当てはまらなかった11例はいずれも経静脈投与を行い，6例は改善，5例は死亡とされています．菌血症の症例で，上記条件を満たすまでの期間は，3日間で約40％，7日間で約60％である一方，同施設における200例の市中肺炎では2日間で40％弱，3日間で約70％，7日間で80％強と報告されています[2]．つまり，内服薬に変更する際には，何日間投与して内服薬に変更するというより，臨床経過の改善と検査所見の改善にあわせて行うことが重要です．

尿路感染も，臓器移行性の良い抗菌薬があるため，内服薬への変更を検討することが多い疾患です．複雑性ではない腎盂腎炎に対する内服薬への変更について，内服薬に変更後の再燃するリスクに対する検討で，内服薬に変更後，再燃が有意には増加しなかったとする報告があります．残念ながら，この報告では内服変更をどのように判断したかに関する記載はありませんでした[3]．しかしながら，変更への考え方は，上記の肺炎についてあげた項目と同様に，疾患に特異的な検査所見と症状，全身状態，内服が可能であることが重視されることに変わりはありません．

3 内服への変更に適する患者と適さない患者

　感染症を考える際に，患者さんの状態も内服薬へ変更するために考慮すべき要因の一つです．罹患している感染症が疾患としては，内服に変更が考慮される疾患でも，変更する前に，患者さんの状態が内服薬に変更することが適当であるかよく検討する必要があります．

　具体的には，内服が可能であるかということが重要です．嚥下障害がある場合，意識がはっきりしない場合など，内服薬全体が服薬できないときは，やはり抗菌薬変更について再考したほうがよいでしょう．消化器疾患が認められる場合も注意が必要です．嘔気，嘔吐などの症状がある場合や，消化管の手術を行った後，胃管や胃瘻がある場合は吸収が問題となることがあります．そのため，内服で行う場合に吸収の問題がないか薬剤師に相談して変更する内服薬の選択を行うか，経静脈投与の継続にするかを判断します．ニューキノロン系抗菌薬やテトラサイクリン系抗菌薬はマグネシウム，アルミニウムや鉄などの金属類を含む薬剤と同時投与すると，抗菌薬の効果が減弱することから，投与方法や投与間隔の調整に気をつけることも必要です．

4 内服で，静注と同等の移行性が期待できる抗菌薬と，期待できない抗菌薬

　抗菌薬の種類によっては，血中移行度が高いものであれば，経静脈投与とほぼ同等の効果が期待できます．したがって**抗菌薬の特性として，内服でも血中移行度が高い種類を知っておく必要があります**．基本的に，各疾患において内服薬でエンピリック治療を開始する際に使用する抗菌薬は内服に変更する際も使用の対象となることが多いです（尿路感染におけるニューキノロン系抗菌薬など）．特に，内服薬として生体利用率（bioavailability）が高いものを**表2**にあげます[4]．ただし，感受性検査の結果で耐性である場合は効果が期待できないので，たとえ移行性が高くても使用しません．

表2　生体利用率（bioavailability）がよい抗菌薬の例

ペニシリン系	アモキシシリン
テトラサイクリン系	ドキシサイクリン，ミノサイクリン
マクロライド系	クラリスロマイシン，アジスロマイシン
ニューキノロン系	レボフロキサシン
リンコマイシン系	クリンダマイシン
その他	ST合剤，クロラムフェニコール，リファンピシン，メトロニダゾール，リネゾリド

文献4より引用

5 治療期間について

　内服に変更することで，治療期間が延長するというわけではありません．内服薬でも同等の効果が期待できるから変更することになります．たとえ，内服薬に変更しても，経静脈的投与からの期間で，治療期間全体を考えることになります．ただ，**目安として提示される投与日数については，あくまで目安であり，臨床経過からさらに延長することも考慮する**ことはあります．つまり，一部の疾患では長期間の抗菌薬継続期間が必要になるため，途中で内服薬に変更することがありますが，どうしても投与期間には，疾患による特殊性（膿瘍，人工関節を伴う関節炎），病原体による特殊性（黄色ブドウ球菌，真菌），宿主の特殊性〔免疫不全，肺炎におけるCOPD（chronic obstructive pulmonary disease：慢性閉塞性肺疾患）が基礎疾患にあること〕などが大きく影響するため，症例にあわせて期間が変わることがあります．

6 おわりに

　抗菌薬を経静脈投与から内服投与変更する際に気をつけるべき点に関して，前述で**表1**を引用したNottingham University Hospitalのガイドラインでは，"COMS"として内服薬変更への基準があげられています（**表3**）．患者さんの治療対象の感染症と並存している疾患，臨床症状の変化，検査所

表3　内服薬への変更基準：COMS

C：Clinical improvement observed

臨床症状が軽快している

O：Oral route is not compromised

内服が可能である．嘔気・嘔吐がないか？　吸収障害がないか？　嚥下に問題がないか？　意識障害がないか？
重度の下痢がないか？胃管，胃瘻からの栄養かどうか？（胃管・胃瘻からの栄養の場合は薬剤師に相談すること）

M：Markers showing a trend towards normal

少なくとも24時間は解熱しており，
　① 心拍数90回/分
　② 呼吸数20回/分以上
　③ 血圧が不安定
　④ 白血球数が4,000/μL以下または12,000/μL以上
の4つを満たさないことと，
白血球数が正常な範囲内へと変化していること

S：Specific indication/deep-seated infection

特定の感染症ではないか？（表1）

文献1より引用

見を検討し，可能であれば適切な抗菌薬への変更をするうえでわかりやすくまとまっています．

　抗菌薬の内服への変更は，入院期間を短縮できることや，ラインの抜去を早期に行うことで，血流感染のリスク軽減にもなります．しかしながら，ここで記載された基準はあくまでも目安であり，症例ごとに内服変更が可能であるか十分に検討を加えることが大切です．

まとめ

① 治療している疾患が内服薬への変更を検討してもよいかを考える
② 病態として内服薬への変更をしてもよいかを考える
③ 使用している抗菌薬と，変更を検討している抗菌薬の特性を考える

参考文献

1) Nottingham Antibiotic Guidelines Committee : Guideline for the intravenous to oral switch of antibiotic therapy, 2006
   http://www.nuh.nhs.uk/qmc/antibiotics/Full%20Guidelines/iv%20switch%20policyupdate%20dec08_final.pdf#search='Nottingham%20Antibiotic%20Guidelines%20Committee'
2) Castro-Guardiola, A. et al. : Efficacy and Safety of Oral and Early-switch Therapy for Community-acquired Pneumonia : A randamized Controlled Trial. Am. J. Med., 111 : 367-374, 2001
3) Caceres, V. M. et al. : The clinical utility of a day of hospital observation after switching from intravenous to oral antibiotic therapy in the treatment of pyelonephritis. J. Fam. Pract., 39 : 337-339, 1994
4) 青木　眞：「レジデントのための感染症診療マニュアル 第2版」, pp.29-41, pp.58-60, 医学書院, 2007
5) 本村和久：抗菌薬を経口に変更するタイミングにエビデンスはあるのか？「臨床に直結する感染症診療のエビデンス」（青木　眞 監, 岩田健太郎 ほか 編）, pp.343-346, 文光堂, 2008

Profile

竹下　望（Nozomi Takeshita）
国立国際医療センター国際疾病センター渡航者健康管理室.

Q31 第6章 経過観察・効果判定・治療終了まで
抗菌薬治療の期間の決定はどのようにすればいいのでしょうか？

特に終了のタイミングをどう判断すればいいかがわかりません

Case1

81歳男性，脳梗塞の患者，中心静脈カテーテルが挿入され管理されていた．X月Y日，悪寒戦慄を伴う38.5℃の発熱が出現．身体所見上，カテーテル挿入部に発赤と軽度の膿が認められた．

上級医「この患者さんの発熱の原因をどのようにアセスメントしましたか？」
研修医「はい．カテーテル関連感染症を疑いました．血液培養とカテーテルからの採血の培養の複数セットからメチシリン耐性黄色ブドウ球菌（MRSA）が検出されていますので診断は正しかったと考えます」
上級医「なるほど．その後の治療経過はどうですか？」
研修医「カテーテルの抜去と，バンコマイシンの点滴静注を行いました．経過は良好で，翌日には36℃台に解熱しました．現在バンコマイシンの点滴が始まって4日目ですが，発熱もなくCRPも陰性化しましたので，今日で抗菌薬治療終了にしようと考えています」

Case2

78歳女性，既往歴は特記すべきことなし，3日前からの発熱，咳嗽，喀痰を主訴に来院．右下肺野に湿性ラ音を聴取し，喀痰のグラム染色上白血球に貪食されたグラム陽性双球菌が認められた．

上級医「この患者さんの発熱の原因をどのようにアセスメントしましたか？」
研修医「はい．病歴，身体所見と喀痰のグラム染色から肺炎球菌肺炎を疑いました．胸部X線においても右下肺野の浸潤影を認め，また肺炎球菌尿中抗原も陽性でした」
上級医「なるほど．初期治療はどうしましたか？」
研修医「外来受診時，室内気でPaO_2 55 Torrと低酸素血症，またBUN 28 mg/dLで脱水も認められました．日本呼吸器学会の成人市中肺炎診療ガイドライン

> のA-DROPスコアも3点と重症でした．入院後はペニシリンGの点滴静注を行い，現在14日目です」
>
> 上級医「重症だったようですが，その後の治療経過はどうですか？」
>
> 研修医「幸いペニシリンGが著効しました．喀痰培養からはやはり肺炎球菌が検出されました．点滴開始後，4日目には解熱し，今は室内気でPaO₂ 80 Torrと安定しています．ただ，CRPが3.5 mg/dL，胸部X線上の浸潤影が残存しているため，抗菌薬はもう少し続けようと考えています」

1 抗菌薬治療終了のタイミングを，CRPをはじめとした単一のパラメータで決定するのは危険！

実は，冒頭の2症例とも抗菌薬の投与期間に問題があります．**Case1**は抗菌薬投与の継続と心内膜炎の除外が必要であり，**Case2**は逆に抗菌薬はもっと前の段階で終了してもよかった可能性があります．2症例とも，診断と治療方針まではよかったのですが，正しい効果判定ができていなかったため，CRPや胸部X線所見などの単一のパラメータに引きずられすぎたことが問題です．では，どうすれば適切な抗菌薬投与の期間が決められるのでしょうか？

2 抗菌薬投与の期間は一律には決まっていない！

残念ながら，抗菌薬投与の期間は一律には決められません．感染症専門医のなかでも，また時代の流れによっても，疾患によって長くなったり短くなったり議論はつきません．投与期間を明確にした研究論文や成書も多くないのが実情です．

これが，皆さんの日々の診療における悩みの種になっている理由だと思います．

3 感染症診療の原則に立ち戻ろう！

〜適切な効果判定が重要！

困ったときは，原則に戻るのが常道です．感染症診療の原則は，①感染臓器・解剖の検討，②原因微生物の想定，③感染症治療薬，④適切な効果判定，でしたね（**表1**）．

Q31. 抗菌薬治療の期間の決定

表 1　感染症診療の原則

原　則	（例 1）	（例 2）
①感染臓器・解剖の検討	肺	感染性心内膜炎
②原因微生物の想定	市中肺炎，基礎疾患なし⇒肺炎球菌？喀痰グラム染色や尿中抗原で確認	α連鎖球菌ペニシリン G の MIC を確認
③感染症治療薬	ペニシリン G	ペニシリン G＋ゲンタマイシン
④適切な効果判定	血液ガス，呼吸数，喀痰グラム染色の所見を中心に判断．胸部 X 線所見や白血球数，CRP 値，体温などは病勢と一致しない	血液培養の陰性化

　これらの思考プロセスをくり返し整理することが重要です．常に，何に対して抗菌薬を使っているのかを意識しましょう．詳細は，成書を熟読してください[1)2)]．

4 抗菌薬投与期間を決める因子

　次に，抗菌薬投与期間に影響を与える主要因子をあげてみます（**表 2**）．

1）感染臓器・組織の血行性

　感染臓器によって，抗菌薬の組織移行が違います．例えば，骨髄炎では抗菌薬の移行が悪く治療期間は長くなります．逆に，単純性の尿路感染症の場合は抗菌薬の移行が良く，治療期間は短くなります．

　さらに，投与期間に強く影響を与える因子ではありませんが，感染症治療薬の種類によっても臓器への移行性が異なります．もちろん，感染臓器への移行性が良い治療薬を選ぶことが望ましいですね．

　また，挿入されている異物のからんだ感染症や，基礎疾患（例えばがん）があって腸管に穴があいているなど，解剖学的に問題があるときはその解決なしに抗菌薬だけで治療するのは難しくなります．やむをえず，適切な

表2　抗菌薬投与期間に影響を与える主要因子

① 感染臓器・組織の血行性
② 原因微生物
③ 宿主の免疫能

ドレナージや基礎疾患の改善なしに，抗菌薬治療を行う場合は，自然と抗菌薬治療期間は長期に及びます．場合によっては一生抗菌薬を投与し続ける場合もあるかもしれません．もちろん，そうならないように最善をつくすべきですが．

2）原因微生物

原因微生物によっても抗菌薬投与期間が変わってきます．同じ菌血症でも，血液中にいることが大好きな黄色ブドウ球菌では長期間に，通常のグラム陰性桿菌では10～14日間が標準です．

3）宿主の免疫能

宿主の免疫能が低下していれば，感染症の治癒には時間がかかり，結果として抗菌薬投与期間は長くなる傾向にあります．ただ，筆者は臨床現場で易感染患者という言葉が独り歩きしている傾向にあると感じています．"易感染患者だから…"という解釈は非常に危険です．臨床的には，免疫能低下を①顆粒球減少，②細胞性免疫低下，③液性免疫低下の3種類に分ける場合が多いですが，これらをしっかり分けて考える必要があります．例えば，抗癌剤投与による顆粒球減少時の大腸菌敗血症は，確かに易感染患者ですが，そこからすみやかに回復した後も，"易感染患者だから"という理由でCRPが陰性化するまで抗菌薬を使用し続ける必要はありません．

こう考えてみると，**感染症診療の原則に沿って症例を整理することが驚くほど重要**であるとわかるはずです．

5 抗菌薬治療終了を判断する目安

そして，何よりも感染症の適切な効果判定を行うことが重要です．そして，**表3**に示した**標準的な投与期間を目安に，患者の自覚症状，感染巣の**

表3　抗菌薬治療期間の目安

解剖部位	疾患	治療期間
髄腔	髄膜炎	
	・肺炎球菌，インフルエンザ菌	10～14日
	・髄膜炎菌	7～10日
耳	急性中耳炎	5～10日
副鼻腔	急性副鼻腔炎	10日
咽頭	A群β溶連菌による咽頭炎	10日
肺	肺炎	
	・肺炎球菌	解熱後3日間または7～10日
	・マイコプラズマ	14日
	・レジオネラ	7～14日（以前は21日と言われていた）
心臓	感染性心内膜炎（自然弁）	
	・連鎖球菌	2～4週
	・黄色ブドウ球菌	4～6週
消化管	腹膜炎	10～14日
	偽膜性腸炎	10～14日
肝臓	細菌性肝膿瘍	4～6週
	アメーバ性肝膿瘍	10日
尿路	膀胱炎	3日
	急性腎盂腎炎	14日
	再発性の腎盂腎炎	4～6週
骨	急性骨髄炎	4～6週
血液	菌血症	
	・黄色ブドウ球菌	2～4週
	・コアグラーゼ陰性ブドウ球菌	5～7日
	・グラム陰性桿菌	10～14日
	・カンジダ	14日

　局所症状，バイタルサイン（血圧，脈拍，体温，呼吸数）の改善を重視し，これらを総合的に判断して自信をもって抗菌薬を終了しましょう．その際に，採血上の炎症反応のマーカーである白血球数，白血球分画，血沈，CRPの改善も1つの指標として参考にしますが，これに依存しすぎることは避けなければなりません．熱とCRPの改善だけを追って，抗菌薬を終了する

医師にはならないでくださいね．これは，最初に示した2症例からもおわかりいただけると思います．そして，抗菌薬終了の後，感染症が再増悪しないかどうかの経過観察もお忘れなく．

　最後に，代表的な解剖別，疾患別の抗菌薬治療期間の目安を表にしました（**表3**）．しかし，最初からこれらのすべてを覚えることは不可能です．また，絶対的なものでもありませんので，覚える必要もないと思います．また，ここに掲載しなかった疾患については，参考文献にのせました．サンフォード"熱病"[3]や"マンデル"[4]をはじめとした各成書を参照してください．担当した症例ごとに，そのつど確認するようにしましょう．そうすると，臓器別，原因微生物別に，ある程度の傾向があることがみえてくると思います．そして，症例の経験を積み上げていくと，ここに示した治療期間についてはあくまで参考程度にとどめ，症例ごとに適切な臨床的判断をしていくことが重要だということがわかってくると思います．

まとめ

① 抗菌薬投与の期間は一律には決められない
② 治療期間の目安は，成書で確認して参考にする
③ 症例ごとに，感染症診療の原則に立ち戻って問題点を整理する
④ 適切な効果判定をする．熱とCRPだけで判断しない

参考文献

1) 青木　眞：「レジデントのための感染症診療マニュアル　第2版」，医学書院，2008
　↑第2版になって，辞書のように厚くなり通読するのは大変になりましたが，疑問点が生じたときにその項を見ると，必ずほしい情報以上の何かをみつけることができる素晴らしい本だと思います．
2) 藤本卓司：「感染症レジデントマニュアル」，医学書院，2004
　↑各論の細菌別整理と第一選択薬の考え方，まとめ方がとてもユニークでわかりやすいと思います．ただ2002年市立堺病院の情報であることと，病院ごとに感受性は異なることを頭に入れて考える必要がありそうです．
3) Gilbert, D. N., et al. :"The Sanford Guide to Antimicrobial Therapy, 2009 ed", Antimicrobial Therapy, Inc., 2009
　↑「サンフォード感染症治療ガイド2009」という日本語訳も出ています．手軽に多くの情報を得ることができます．

4）Mandell, G. L., et al. : "Principles and practice of infectious disease 7th ed.", Elsevier Churchill Livingstone, 2009
　　↑感染症の教科書と言えばこの本ですが…重い，厚い，情報が多すぎる．初心者にはややきつそうです．
5）UpToDate：http://www.uptodate.com/home/index.html
　　↑「マンデル」よりは必要な情報だけを取り出すことが簡単だと思います．

Profile

荒岡秀樹（Hideki Araoka）
国家公務員共済組合連合会虎の門病院臨床感染症部．
市中病院から研修を始め，呼吸器感染症に興味をもったのがきっかけで感染症の世界に足を踏み入れました．虎の門病院は，造血細胞移植，特に臍帯血移植の症例数が日本一多く，薬剤耐性菌や真菌感染症などとの戦いの日々です．そんな感染症の応用編を求められる環境だからこそ，研修医の皆さんには感染症診療の原則を大切にする医師となって巣立ってほしいと願っています．

Column

原因微生物がわからない…

　感染症診療において，原因微生物，臓器，感染症治療薬の整理ができていれば，自信をもって抗菌薬を終了できる場合が多いと思いますが，実際の臨床ではそううまくいかないこともあります．例えば，すでに抗菌薬が投与されている状態での転院患者や入院患者の感染症マネジメントはとても難しいです．一度抗菌薬を中止し，原因微生物，臓器の特定をすることができる場合はよいですが，バイタルが不安定でエンピリックに治療をはじめないといけないことも多いです．必要な培養検査や画像検査をしても，原因微生物の特定に至らないこともあり，その際は特に終了のタイミングがわかりづらいですね．ついついCRP値に頼ってしまいませんか？その場合は身体所見をしっかりとり，バイタル変化を重視しつつ，想定された原因菌，臓器に対する抗菌薬治療をやりきるしかないと思います．例えば，転院患者の重症院内肺炎で抗菌薬の前投薬があり原因微生物は特定されなかった→しかし緑膿菌を考えて3週間投与完遂する，というようなプラクティスです．

　それにしても，このように迷宮入りしないように抗菌薬投与前にしっかりアセスメントしたいですね．

索引

数字・欧文

数字

1日1回投与法 …………………… 92

A〜B

acute phase protein ……………… 81
acute phase response …………… 81
A-DROP ………………………… 19
air-crescent sign ………………… 118
antagonism ………………… 97, 98
A群β溶連菌 ……………………… 68
bioavailability ……………… 106, 206
β-D-グルカン ………………… 117
βラクタマーゼ阻害剤 …………… 28
βラクタム ……………………… 129
βラクタム系抗菌薬 …………… 196

C

C. albicans ……………………… 114
Ccr ……………………………… 89
CDAD …………………………… 189
C. glabrata ……………………… 114
Charcotの3徴 …………………… 37
CHDF …………………………… 131
chill ……………………………… 36
chilly sensation ………………… 35
Chlamydia ……………………… 26
chronic obstructive pulmonary disease
……………………………… 207
C. krucei ………………………… 114
close follow-up ………………… 39
Clostridium difficile ………… 32, 189
Clostridium difficile-associated diarrhea
……………………………… 189
Clostridium perflingens ………… 68

CLSI（Clinical and Laboratory Standards Institute）………………… 156
Cockcroft-Gaultの計算式 …… 89, 130
COMS …………………………… 207
COPD（chronic obstructive pulmonary disease）………………… 185, 207
C. parapsilosis ………………… 114
CRH（corticotropin-releasing hormone）
………………………………… 82
CRP（C-reactive protein） 53, 80, 81, 176
C. tropicalis …………………… 114
CURB65 ………………………… 19
CVA叩打痛 ………………… 37, 132
C反応性タンパク ……………… 81

D〜H

de-escalation ……… 71, 156, 165, 173
definitive therapy ……… 20, 61, 65, 166
DIC（disseminated intravascular coagulation）……………………… 70
DOT（direct observed therapy）…… 143
DVT（deep vein thrombosis）…… 140
eagle effect ……………………… 98
empiric therapy ………… 20, 60, 166
empiric治療 …………………… 156
ESBL …………………………… 103
escalation ……………………… 173
FDA …………………………… 133
FDAカテゴリ ………………… 134
fever work-up ………………… 199
Geckler分類 …………… 51, 140, 158
Gram染色 ……………………… 147
HAART（highly active anti-retroviral therapy）……………………… 96
Halo sign ……………………… 118
H. influenzae ………………… 171

217

I〜N

IDSA	63
IL-6	82
Legionella	26
local factor	28, 61, 63
lymphocyte transforming test	195
MIC（minimum inhibitory concentration）	88, 157, 186
MRSA	32, 62, 76, 167
MSSA	32, 167, 171
Mycoplasma	26
N. meningitis	171

P

PAE（postantibiotic effect）	89, 92
PD（pharmacodynamics）	88, 106
pelvic imflammatory disease	96
peripheral sign	38
pharmacodynamics	21
pharmacokinetics	21
PID（pelvic inflammatory disease）	182
PK	88, 106
PK/PD	88, 106
Pneumocystis 肺炎	32
Pneumonia severity index	19
polymicrobial	141
PORT スタディ	56, 57, 58
problem list	18
problem oriented system	18
PSSP（penicillin-susceptive *streptococcus pneumonia*）	165

R〜V

red man 症候群	197
red person syndrome	93
Rickettsia	26
sepsis	55, 68
septic shock	68
shaking chill	35
SIRS（systemic inflammatory response syndrome）	55, 68
SPACE	26
ST 合剤	32, 97, 135
Stevens-Johnson 症候群	195
Sulfamethoxazole	97
synergy	95, 98
TDM	91
therapeutic drug monitoring	91
time above MIC	88
TNF-α	82
top to bottom approach	125
toxic shock syndrome	68
Toxoplasma 症	32
Trimethoprim	97
VAP（Ventilater associated pneumoniae）	97
VRE（Vancomycin resistant Enterococci）	32, 102, 191

和文

あ行

アザクタム	196
アジスロマイシン	134
アスペルギルス	112
アスペルギルス抗原	117
アナフィラキシーショック	195
アミノグリコシド	91, 135
アミノグリコシド系	29
アムホテリシン B	112
アレルギー	193
アンピシリン	28
易感染患者	213
遺伝子検査法	21
イトラコナゾール	114
ウイルス性上気道炎	132
壊死性筋膜炎	68
エリスロマイシン	134
エンピリックセラピー	20, 60, 160, 166
エンピリック治療	156

黄色ブドウ球菌	29, 68	経過観察	22
悪寒	36	経験的治療	114
悪寒戦慄	35, 46	血液培養	41, 46, 55, 147
		結核	138

か行

ガイドライン	63	血清クレアチニン	130
喀痰	51	血中移行度	206
喀痰のGrade	140	血培	41, 46
確定診断	175	血培ボトル	43
カテーテル関連血流感染症	153, 171	ケトライド系	29
カナマイシン	135	減感作療法	195
カリニ肺炎	32	嫌気性菌	26, 29, 76, 161
カルバペネム	29, 135	嫌気ボトル	42
カルバペネム系	29	検査前確率	146
カンジダ	112	ゲンタマイシン	135
患者背景	62	効果判定	175
感受性検査	151, 155	好気性グラム陰性桿菌	29
感染性心内膜炎	47, 48	好気ボトル	42
感染臓器	62, 146	抗菌薬副作用	144
感度	84	抗菌薬レジメ	199
肝排泄	89	好酸球増多	142
肝排泄型	129	抗酸菌染色	21
鑑別診断	19, 62	抗真菌薬	111
起因菌	62	抗生物質関連下痢症	189
起因微生物	147	好中球	51
拮抗作用	97	好中球減少	68
キノロン	134	硬膜下膿瘍	67
キノロン系	29	高齢者	128, 137
急性下痢症	189	コクシジオイデス	112
急性腎盂腎炎	181	骨髄炎	47, 48
菌血症	41, 46, 68, 69	骨盤内炎症性疾患	96, 182
クラミドフィラ肺炎	138	コロナイゼーション	189
グラム陰性桿菌	26, 28, 29, 74	コンタミネーション	41
グラム陰性細菌	49		

さ行

グラム染色	21, 25, 49, 147, 158, 161	再感染	184
グラム陽性球菌	25, 29	細菌性髄膜炎	61, 67
グラム陽性細菌	49	採血	43
グリコペプチド	197	最小発育阻止濃度	88, 157, 186
グリコペプチド系	32	最適治療	20, 61, 65, 160
クリプトコッカス	112	再投与	195
クリンダマイシン	29, 134	サイトカイン	82
クレアチニンクリアランス	89, 129, 130	再発	184

ザイボックス®	32	相乗効果	95
寒気	35	側頭動脈炎	142
支持療法	71		
ジスロマック®	134	**た行**	
自然経過	22	耐性グラム陽性球菌	32, 76
市中肺炎	171, 181	大腸菌	28
市中肺炎ガイドライン	54	ダラシン®	134
重症度	53, 84	地域流行型真菌	112
重症敗血症	69	チエダラ	98
消毒	43	チエナム®	135
少量漸増投与法	195	腸球菌	29
初回通過効果	107	テトラサイクリン	134
初期対応	67	テトラサイクリン系	32
初期治療	20, 71	点滴	106
初期治療レジメン	74	透析	130
腎盂腎炎	133, 172	糖尿病	128
真空採血キット	43	投与ルート	106
深頸部感染症	68	特異度	84
深在性カンジダ症	113	塗抹検査	21, 149
深在性真菌症	111	トラフ値	91
侵襲性アスペルギルス症	113	トリメトプリム	97, 135
侵襲性真菌感染症	112		
迅速抗原検査	21	**な行**	
診断	85	内服	106
腎排泄	89	内服抗菌薬治療	143
腎排泄型	129	内服薬	109
深部静脈血栓症	140, 199	尿中抗原迅速検出キット	126
蕁麻疹	196	尿路	182
椎体炎	85	尿路感染症	181, 183
髄膜炎	171	妊娠中の薬剤安全性カテゴリー	133
ストレプトマイシン	135		
スペクトラム	27, 167, 199	**は行**	
スルファメトキサゾール	97	肺炎	81, 160, 205
生体利用率	106, 206	肺炎球菌	29, 50, 81
静注薬	109	肺炎球菌性肺炎	181
脊椎硬膜外膿瘍	67	敗血症	35, 41, 55, 68, 69
接合菌	112	敗血症性ショック	68, 69
セファロスポリン	134, 196	バイタルサイン	54, 176
セフェム系	28	培養検査	21, 150
セフトリアキソン	29	バクタ®	109, 135
全身性炎症反応症候群	55, 68, 69	播種状紅斑丘疹様発疹	196
先制攻撃的治療	114	播種性血管内凝固症候群	70

発熱	60, 82, 137
発熱ワークアップ	140
パラメータ	176
針刺し	43
バンコマイシン	76, 92, 135
バンコマイシン耐性腸球菌	32, 102, 191
ピーク値	91
皮疹	142
ヒストプラズマ	112
微生物検査	21, 146
微生物の貪食像	149
皮内検査	195
表在性真菌症	111
標的治療	114
頻呼吸	56
複合菌感染	78
ブドウ球菌	25
不明熱	141
フラジール®	135
プリックテスト	195
ブレイクスルー	117, 199
米国感染症学会	63
米国食品医薬局（FDA）	133
米国の臨床検査標準化委員会	156
併用療法	96
ペニシリン	133
ペニシリンアレルギー	196
ペニシリン感受性肺炎球菌	165
ペニシリン系	28
扁平上皮細胞	51
膀胱炎	132
ポビドンヨード	43
ボリコナゾール	116

ま行

マクロライド	134
マクロライド系	29
末梢静脈炎	201
末梢塞栓症状	38
慢性腎不全	128
慢性閉塞性肺疾患	185, 207
ミカファンギン	114

無菌検体	153
無症候性細菌尿	132, 143
メトロニダゾール	32, 135
メロペン®	135

や行

薬剤感受性検査	156
薬剤熱	142, 199
薬疹	193
薬物血中濃度モニタリング	91
薬物動態	88, 106
薬力学	88, 106
陽性所見	36
溶連菌	68
予防投与	114

ら行

ランダムレベル	93
リネゾリド	32
リファキシミン	191
リポソーマルアムホテリシンB	114
緑膿菌	26, 28, 74
リンコマイシン系	29
リンパ球幼弱化試験	195
レジオネラ	160
レジオネラ肺炎	138
レッドパーソン症候群	93
連鎖球菌	25, 28

編者プロフィール

大曲 貴夫（おおまがり　のりお）

略歴
- 1997年3月　佐賀医科大学（現 佐賀大学）医学部医学科卒業
- 1997年4月　聖路加国際病院　内科レジデント
- 2001年7月　会田（あいだ）記念病院　内科
- 2002年1月　テキサス大学ヒューストン校医学部　内科感染症科　感染症科クリニカルフェローとして感染症の臨床トレーニングを受ける
- 2004年3月　静岡県立静岡がんセンター　感染症科　医長
- 2007年4月　同　感染症科　部長
- 現在に至る

資格
- 日本感染症学会　感染症専門医
- 日本化学療法学会　抗菌化学療法指導医
- ICD制度協議会認定　インフェクションコントロールドクター（ICD）
- 日本内科学会認定内科医

役職
- 日本感染症教育研究会（IDATEN）代表世話人
- 日本感染症学会　評議員
- 医療の質・安全学会　評議員

- 感染症ブログ　http://blog.livedoor.jp/lukenorioom/

本書は
- 羊土社「レジデントノート」2007年2月号特集
- 羊土社「レジデントノート」2008年5月号〜2009年4月号連載
  に掲載されたものに新規項目を追加して単行本化したものです．

表紙立体イラストレーション：野崎一人　撮影：studio one

抗菌薬について内心疑問に思っていること Q&A

2009年11月10日　第1刷発行
2010年2月15日　第2刷発行

編　者　大曲　貴夫
発行人　一戸　裕子
発行所　株式会社　羊土社
　　　　〒101-0052
　　　　東京都千代田区神田小川町2-5-1
　　　　TEL 03（5282）1211
　　　　FAX 03（5282）1212
　　　　E-mail eigyo@yodosha.co.jp
　　　　URL http://www.yodosha.co.jp/
印刷所　広研印刷 株式会社

ISBN978-4-7581-0680-1

本書の複写にかかる複製，上映，譲渡，公衆送信（送信可能化を含む）の各権利は（株）羊土社が管理の委託を受けています．

JCOPY ＜（社）出版者著作権管理機構 委託出版物＞
本書の無断複写は著作権法上での例外を除き禁じられています．複写される場合は，そのつど事前に，（社）出版者著作権管理機構（TEL 03-3513-6969，FAX 03-3513-6979，e-mail：info@jcopy.or.jp）の許諾を得てください．

感染症診断・治療に役立つ本

レジデントノート Vol 11 増刊
日常診療での薬の選び方・使い方

日頃の疑問に答えます

編／徳田安春，青木 眞，岸本暢将，
本村和久，堀之内 秀仁

頻用薬の処方を行う際のベテラン医師の臨床思考のロジックを，症例と豊富な図表を用いてわかりやすく解説します．納得のいく処方の実践には欠かせない1冊です！

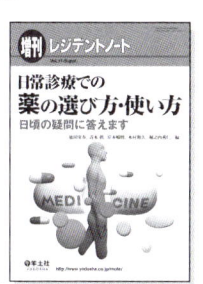

- 定価（本体3,900円＋税）
- B5判 247頁 ISBN978-4-7581-0490-6

治療薬イラストレイテッド 改訂版

一目でわかる薬理作用と疾患別処方例

編／山田信博

各診療科で使う主な薬の作用と具体的な使い方が1冊に！イラストで薬理作用を解説．さらに疾患別の処方例，投薬時の注意点，患者説明のコツで，診療に即役立つ！

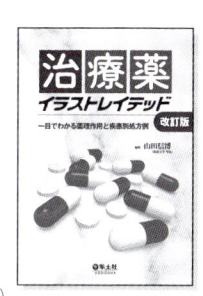

- 定価（本体5,800円＋税）
- B5判 383頁 ISBN978-4-7581-0675-7

類似薬の使い分け

症状に合った薬の選び方とその根拠がわかる

編／藤村昭夫

薬の使い分けの難しい疾患別に，よく用いられる薬をピックアップ！豊富な症例から具体的な処方が学べる，理解しやすい1冊です．

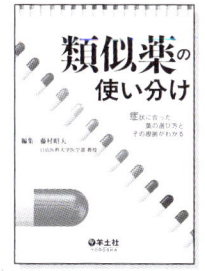

- 定価（本体3,600円＋税）
- A5判 286頁 ISBN978-4-7581-0665-8

改訂第3版
薬の処方ハンドブック

一目でわかる処方のスタンダード

編／奈良信雄

さまざまな疾患に対応し，「診療現場ですぐ使える」と大好評の処方集．カルテに記載するそのままの形式で，ベテラン医師の処方がわかる！

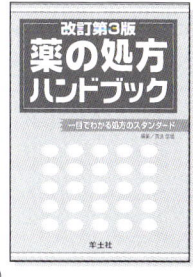

- 定価（本体6,600円＋税）
- B6判 711頁 ISBN978-4-7581-0644-3

発行　羊土社 YODOSHA
〒101-0052 東京都千代田区神田小川町2-5-1　TEL 03(5282)1211　FAX 03(5282)1212
E-mail：eigyo@yodosha.co.jp
URL：http://www.yodosha.co.jp/

ご注文は最寄りの書店，または小社営業部まで

羊土社のおすすめ書籍

救急医療パーフェクトマニュアル 改訂版

あらゆる角度から救急医療をマスターするための完全実用ガイド

編／森脇龍太郎，輿水健治

救急医療の基本を網羅したマニュアル，ついに改訂！ケーススタディ，検査・治療手技をはじめ，さまざまな切り口で解説．よく出会う場面での対応がマスターできる！

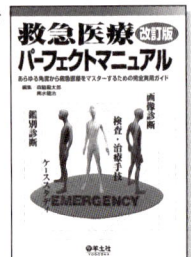

■ 定価（本体6,000円＋税）
■ B5判　365頁　■ ISBN978-4-7581-0676-4

輸液療法の進め方ノート 改訂版

体液管理の基本から手技・処方までのポイントがわかる実践マニュアル

編／杉田 学

院内ですぐに使える超実践的な輸液マニュアル．輸液処方の具体例が豊富でベッドサイドで即使える．疾患別の輸液療法は27項目と他書にない充実ぶり！

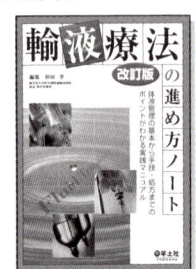

■ 定価（本体4,500円＋税）
■ B5判　278頁　■ ISBN978-4-7581-0678-8

医療に使えるWindows Mobile

基本設定と診療・投薬・検査に役立つ各種ソフトの活用法

企画／Windows Mobile 医療活用ネットワーク

予定管理や診療・投薬・検査などの様々な医療業務の役に立つ．スマートフォンやPDAの活用法をご紹介！基本設定から各種医療向けソフトの使い方までよくわかる一冊！

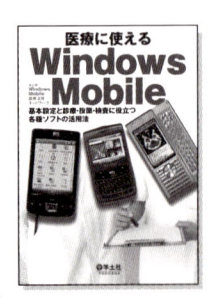

■ 定価（本体3,200円＋税）
■ B5判　167頁　■ ISBN978-4-7581-0672-6

ひとりぼっちの船医奮闘録

3年目医師の太平洋船上日記

著／内山 崇

寺沢秀一先生（福井大学）推薦！

2カ月間に渡る不慣れな洋上生活，そのうえ医者は1人だけ．そこには想像を越える数々の体験が待っていた！好評を博したレジデントノート連載・同名ブログを単行本化！

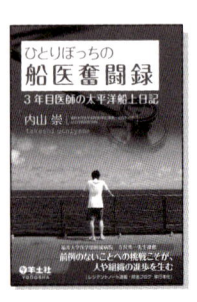

■ 定価（本体1,500円＋税）
■ 四六判　197頁　■ ISBN978-4-89706-844-2

発行　羊土社 YODOSHA　〒101-0052 東京都千代田区神田小川町2-5-1　TEL 03(5282)1211　FAX 03(5282)1212
E-mail : eigyo@yodosha.co.jp
URL : http://www.yodosha.co.jp/

ご注文は最寄りの書店，または小社営業部まで

感染症診療・治療に役立つ便利な表

βラクタム系抗菌薬

	代表的な薬剤の一般名（商品名）	主なスペクトラム						
		A	B	C	D	E	F	G
ペニシリン系								
ペニシリンG	ペニシリンG（結晶ペニシリンGカリウム）	○						
アンピシリングループ	アンピシリン（ビクシリン®），アモキシシリン（サワシリン®）	○			(○)		(○)	
	アンピシリン・スルバクタム（ユナシン®）	○		○	○		○	
緑膿菌をカバーするペニシリングループ	ピペラシリン（ペントシリン®）	○			○	○	○	
	ピペラシリン・タゾバクタム（ゾシン®）	○	○	○	○	○	○	
セフェム系								
第1世代	セファゾリン（セファメジン®）			○				
第2世代	セフォチアム（パンスポリン®）			○				
第2世代：嫌気性菌をカバーするグループ	セフメタゾール（セフメタゾン®）			○			○	
第3世代：緑膿菌をカバーしないグループ	セフォタキシム（セフォタックス®），セフトリアキソン（ロセフィン®）	(○)		○				
第3世代：緑膿菌をカバーするグループ	セフタジジム（モダシン®）				○	○		
第4世代	セフェピム（マキシピーム®）	(○)	○	○	○	○		
カルバペネム系	イミペネム（チエナム®），メロペネム（メロペン®）	○	○	○	○	○	○	

βラクタム系以外の抗菌薬

	代表的な薬剤の一般名（商品名）	主なスペクトラム						
		A	B	C	D	E	F	G
アミノグリコシド系	ゲンタマイシン（ゲンタシン®），アミカシン（アミカシン）				○	○		
マクロライド系	エリスロマイシン（エリスロシン®），アジスロマイシン（ジスロマック®）							○
リンコマイシン系	クリンダマイシン（ダラシン®）	(○)	○					
キノロン系	シプロフロキサシン（シプロキサン®），レボフロキサシン（クラビット®）	(○)	(○)					
テトラサイクリン系	ミノサイクリン（ミノマイシン®）							○
グリコペプチド系	バンコマイシン（バンコマイシン）	○	○					
ST合剤	トリメトプリム/スルファメトキサゾール（バクタ®）		○	(○)	○			○
メトロニダゾール	メトロニダゾール（フラジール®）						○	○

「抗菌薬について内心疑問に思っていることQ&A」付録

羊土社 YODOSHA

感染症診療・治療に役立つ便利な表

適切な血液培養採取の方法

❶	患者に検査の説明をする	
❷	道具の準備をする	・滅菌手袋 ・70％アルコール綿，ポビドンヨード付き綿球，滅菌摂子 ・真空採血セット（安全装置付き翼状針，アダプター） ・血液培養ボトル（成人：好気／嫌気2本ずつ） ・駆血帯
❸	採血部位を消毒する	・目に見える汚れを落とす ・70％アルコール綿で消毒後，ポビドンヨードで消毒する ・中心から外側に向けて円を描く（直径5cm以上）×2回
❹	採血を行う	・採血はポビドンヨードが乾燥してから行う ・滅菌手袋を着用する ・安全装置付き採血針および真空採血セットを使用する ・アフターケアを忘れない（ポビドンヨードをぬぐい去り，止血確認する）
❺	血液培養ボトルに血液検体を注入する	・ボトルゴムの消毒をしておく（アルコール綿） ・嫌気ボトルに空気を入れない ・ボトルに入れる適切な血液量を守る（5mL前後）

治療がうまくいかないときのチェックポイント

- ☐ 抗菌薬レジメは適切か？（スペクトラム，投与量・投与方法，移行性）
- ☐ 除去できる人工物はないか？（血管カテーテル，膀胱カテーテルなど）
- ☐ ドレナージまたは切除できる場所はないか？
- ☐ 2次的な遠隔部位の感染を合併していないか？
- ☐ 使用している抗菌薬のスペクトラムから外れる病原体が原因となっていないか？
- ☐ 深部静脈血栓はないか？
- ☐ 薬剤熱ではないか？
- ☐ fever work-upを実施したか？
- ☐ 抗菌薬の変更，または追加が必要か？

スペクトラムを理解するための細菌の分類

グラム陽性球菌	A	連鎖球菌グループ	連鎖球菌（肺炎球菌を含む），腸球菌
	B	ブドウ球菌グループ	黄色ブドウ球菌（MSSA）
	C	耐性ブドウ球菌グループ	黄色ブドウ球菌（MRSA），コアグラーゼ陰性ブドウ球菌
グラム陰性桿菌	D	大腸菌グループ	大腸菌，*Klebsiella* など
	E	緑膿菌グループ*	緑膿菌，*Enterobacter*, *Citrobacter* など
	F	嫌気性菌グループ	*Bacteroides*, *Peptostreptococcus* など
	G	その他	*Chlamydia*, *Rickettsia*, *Mycoplasma*, *Legionella* など

＊緑膿菌グループは，「SPACE」とまとめると覚えやすい（**S**erratia, **P**seudomonas, **A**cinetobacter, **C**itrobacter, **E**nterobacter）

「抗菌薬について内心疑問に思っていることQ&A」付録

羊土社 YODOSHA

感染症診療・治療に役立つ便利な表

治療の指標となる代表的なパラメータ

感染臓器（主な感染症）		
パラメータの例	パラメータの改善	評価のポイント
中枢神経系（髄膜炎・脳膿瘍・脳炎・神経梅毒など）		
意識状態	JCS, GCS のスコア改善	治療に反応した場合，いずれもある程度劇的に改善するが、治療成功にもかかわらず，長期にわたって異常が持続することも少なくない
頭痛	痛みの消失	
痙攣	消失または頻度減少	
麻痺	消失または麻痺範囲の減少	
異常運動，不随意運動	消失または頻度減少	
記憶力・計算力などの高次機能	高次機能評価検査の成績改善	
その他の神経学的所見	消失	
髄液所見	微生物消失，細胞数低下，蛋白低下，糖増加	
放射線画像検査	病変範囲の縮小	
呼吸器系（肺炎，膿胸，肺膿瘍など）		
胸痛	消失	呼吸数・SpO$_2$ などは，治療効果とパラレルに動くことが多い．グラム染色中の原因微生物の数も，治療に伴い劇的に減少する．胸部X線所見は，悪化に伴う変化は速いが，治癒傾向にあっても浸潤影の改善は緩やかで，週〜月単位で残存することもある
呼吸苦	消失	
咳嗽	回数の減少	
呼吸数	正常範囲への回復	
呼吸音	肺雑音の消失	
喀痰量	減少	
SpO$_2$	上昇	
動脈血液ガス分析の結果	正常範囲への回復	
喀痰のグラム染色所見	細菌数の減少，白血球数の減少	
放射線画像検査	病変範囲の縮小，胸水の減少	
泌尿器系（尿道炎，膀胱炎，腎盂腎炎，腎膿瘍など）		
頻尿	消失	治療後も細菌が持続的に検出される場合，尿路機能の評価と腎膿瘍の検索を行うこと．尿路に異常がなければ，感染性心内膜炎の検索を実施すること
排尿時痛	消失	
腰背部痛または腰背部叩打痛	消失	
尿のグラム染色所見	細菌数の減少，白血球数の減少	
放射線画像検査	病変範囲の縮小	

「抗菌薬について内心疑問に思っていること Q&A」付録

感染症診療・治療に役立つ便利な表

治療の指標となる代表的なパラメータ

感染臓器（主な感染症）		
パラメータの例	パラメータの改善	評価のポイント
循環器系（感染性心内膜炎，感染性動脈瘤，人工血管感染症など）		
血液培養の結果	培養陰性化（最重要事項）	感染性心内膜炎では，連日血液培養をくり返し，培養陰性化を確認すること．治療開始数日で血液培養が陰性化しない場合は，心筋内膿瘍や弁輪周囲膿瘍の可能性，血行性の遠隔病変（膿瘍・塞栓など）の存在を考えること
心機能	悪化しないこと	
放射線画像検査	病変範囲の縮小	
消化器系（腸管感染症，胆道系感染症，肝膿瘍，虫垂炎，腹膜炎，腹腔内膿瘍など）		
腹痛	消失．ただし虫垂炎では，虫垂穿孔に伴う一時的な腹痛の軽減である場合があることに注意する	肝膿瘍，腹腔内膿瘍，腹膜炎は，治療経過が緩やかになることが多く，発熱・CRPといった所見が1週間以上持続する場合もある．腹部圧痛の改善も数日単位で比較的ゆっくりである
消化管症状（下痢，嘔吐，便秘）	消失または頻度減少	
腹部診察所見	圧痛や反跳痛の消失	
放射線画像検査	病変範囲の縮小，腹水の消失	
皮膚・軟部組織系（蜂窩織炎・糖尿病性足感染症・創部感染・壊死性筋膜炎など）		
病変部の疼痛	消失	いずれのパラメータも，治療に伴って速やかに改善する．悪化の際の変化も速い．特に壊死性筋膜炎では数時間で病変範囲が拡大する．筆者は病変範囲が広い蜂窩織炎の症例では，壊死性筋膜炎との鑑別のため，マジックで病変部をマーキングしている
病変部の局所所見	腫脹，圧痛，熱感の消失，排膿量の減少，病変範囲の縮小	
放射線画像検査	病変範囲の縮小	
骨・関節系（骨髄炎・化膿性関節炎など）		
病変部の疼痛	消失	骨髄炎におけるMRIの異常信号は，治癒にかかわらず残存し，治療指標には向かない．周囲への感染波及や再発の評価には有用である
病変部の局所所見	腫脹，圧痛，熱感の消失，排膿量の減少，病変範囲の縮小	
放射線画像検査	病変範囲の縮小	
生殖器系（前立腺炎・精巣上体炎・子宮付属器炎・子宮骨盤炎など）		
局所の疼痛，腹痛	消失	治療開始時の障害の程度によって，治療が成功しても症状や所見が長期に（場合によって慢性的に）遷延することがある
病変部の局所所見	腫脹，圧痛，熱感の消失．ただし，前立腺炎ではむやみに前立腺を押さないこと	
放射線画像所見	病変範囲の縮小	

「抗菌薬について内心疑問に思っていることQ&A」付録